D1725775

Therapieoptionen bei Eisenüberladungs-erkrankungen

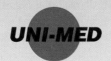

UNI-MED Verlag AG
Bremen - London - Boston

Nielsen, Peter:
Therapieoptionen bei Eisenüberladungserkrankungen/Peter Nielsen.-
1. Auflage - Bremen: UNI-MED, 2006
(UNI-MED SCIENCE)
ISBN 3-89599-203-8
ISBN 978-3-89599-203-2

© 2006   by UNI-MED Verlag AG, D-28323 Bremen,
             International Medical Publishers (London, Boston)
             Internet: www.uni-med.de, e-mail: info@uni-med.de

Printed in Europe

UNI-MED. Die beste Medizin.

In der Reihe UNI-MED SCIENCE werden aktuelle Forschungsergebnisse zur Diagnostik und Therapie wichtiger Erkrankungen "state of the art" dargestellt. Die Publikationen zeichnen sich durch höchste wissenschaftliche Kompetenz und anspruchsvolle Präsentation aus. Die Autoren sind Meinungsbildner auf ihren Fachgebieten.

Wir danken folgenden Mitgliedern unseres Ärztlichen Beirats für die engagierte Mitarbeit an diesem Buch: Dr. Antonia Dommke, Dr. Michael Paridon, Bruno Ratter, Dr. Carolin Rauter, Dr. Ilka Senkpiehl, Albrecht Stenzinger, Jennifer Wagner und Priv.-Doz. Dr. Dr. Margit Zuber.

Vorwort und Danksagung

Eisen ist ein wichtiges essentielles Spurenelement mit vielen Funktionen im Stoffwechsel, kann aber als Schwermetall auch toxisch wirken. Eisenmangel und Eisenüberladung sind weltweit sehr häufige Krankheiten, die medizinisch und sozioökonomisch große Bedeutung haben. Die vorliegende Monographie beschäftigt sich mit der Therapie von Eisenüberladungserkrankungen – mit Schwerpunkt bei den sekundären Formen (z.B. Thalassämien, Sichelzellanämie, Diamond-Blackfan Anämie, myelodysplastisches Syndrom), die z.B. als Folge von häufigen Bluttransfusionen entstehen. Es handelt sich hierbei um eine heterogene Gruppe von bei uns teilweise seltenen Erkrankungen, bei denen eine fortschreitende Eisenüberladung schwere, lebensbegrenzende Organschäden hervorrufen kann. Hier gilt es in der medizinischen Betreuung die Eisenüberladung mit neuen diagnostischen Methoden zu erkennen und mit einer individuell angepassten effektiven Eisenentzugstherapie frühzeitig zu behandeln, um die Überlebensrate und auch die Lebensqualität der Patienten zu verbessern.

Bei seltenen Erkrankungen ist das notwendige medizinische Spezialwissen meist nur in wenigen Behandlungszentren konzentriert. Allgemeinversorgende Ärzte können selten auf eigene Erfahrungen zurückgreifen, sondern sind auf Informationen von Experten angewiesen, wenn sie auf einzelne Patienten mit diesen Krankheiten treffen. Die Autoren hoffen, mit diesem Buch dem interessierten Leser einen aktuellen Überblick über Forschung und Klinik von sekundären Eisenüberladungserkrankungen zu liefern.

In Kapitel 1. wird die Physiologie und Pathophysiologie des Eisenstoffwechsels dargestellt. Unser Wissen darüber hat sich in den letzten 10 Jahren durch die molekularbiologischen Methoden, die heute zur Verfügung stehen, wesentlich erweitert. Defekte von Genen haben sich als Ursachen für teilweise lange bekannte Krankheiten herausgestellt. Diese Grundlagen tragen daher ganz wesentlich zu einem besseren Verständnis der pathophysiologischen Zusammenhänge dar. In Kapitel 2. und 3. werden Krankheitsbilder von primärer bzw. sekundärer Eisenüberladung dargestellt. Kapitel 4. berichtet über neue Diagnostikverfahren, die in der Langzeitbetreuung der Patienten immer wichtiger werden. Die Kapitel 5. bis 8. stellen therapeutische Möglichkeiten bei diesen Krankheiten dar, wobei den neuen oralen Eisenchelatoren breiter Raum eingeräumt wird.

Die Idee zu diesem Buch entwickelte sich auf einem Workshop Okt. 2005 in Hamburg ("Iron Overload in Rare Anemias"), bei dem führende Experten aus Europa aus Forschung, Diagnostik und Klinik zusammenkamen.

Hamburg, im September 2006

Für die Autoren
Peter Nielsen

Autoren

Dr. med. Holger Cario
Pädiatrische Hämatologie
Universitätskinderklinik Ulm
Eythstrasse 24, 89075 Ulm
Email: holger.cario@uniklinik-ulm.de

Kap. 3.

Dr. med. Roswitha Dickerhoff
Asklepios Klinik Sankt Augustin
Hämatologie und Onkologie
Arnold Janssen Str. 29
53757 Sankt Augustin
Email: roswitha.dickerhoff@uni-bonn.de

Kap. 3.

Priv.-Doz. Dr. med. Matthias Dürken
Pädiatrische Onkologie und Hämatologie
Universitätskinderklinik Mannheim
Theodor-Kutzer-Ufer 1-3
68167 Mannheim
Email: matthias.duerken@kikli.ma.uni-heidelberg.de

Kap. 5.

Dr. rer. nat. Rainer Engelhardt
Interdisziplinäre Klinische Gruppe Eisenstoffwechsel
Zentrum für Frauen-, Kinder- und Jugendmedizin
Universitätsklinikum Hamburg-Eppendorf
Martinistr. 52
20246 Hamburg
Email: engelhar@uke.uni-hamburg.de

Kap. 4.

Dr. rer. nat Roland Fischer
Interdisziplinäre Klinische Gruppe Eisenstoffwechsel
Zentrum für Frauen-, Kinder- und Jugendmedizin
Universitätsklinikum Hamburg-Eppendorf
Martinistr. 52, 20246 Hamburg
Email: fischer@uke.uni-hamburg.de

Kap. 4.

Regine Grosse
Zentrum für Frauen-, Kinder- und Jugendmedizin
Universitätsklinikum Hamburg-Eppendorf
Hämatologische Ambulanz
Martinistr. 52
20246 Hamburg
Email: regine_grosse@web.de

Kap. 6.

Katerina Nassis-Klaus
Von Aspern-Str. 22A
25336 Elmshorn
Email: katerina.nassis@gmx.de

Kap. 6.

Prof. Dr. med. Gritta Janka-Schaub
Klinik und Poliklinik für Pädiatrische Hämatologie und Onkologie
Zentrum für Frauen-, Kinder- und Jugendmedizin
Universitätsklinikum Hamburg-Eppendorf
Martinistr. 52
20246 Hamburg
Email: janka@uke.uni-hamburg.de

Kap. 5., 6.

Priv.-Doz. Dr. med. Dr. rer. nat. Peter Nielsen
Interdisziplinäre Klinische Gruppe Eisenstoffwechsel
Zentrum für Experimentelle Medizin
Zentrum für Frauen-, Kinder- und Jugendmedizin
Universitätsklinikum Hamburg-Eppendorf
Martinistr. 52
20246 Hamburg
Email: nielsen@uke.uni-hamburg.de

Kap. 1.-3., 5.-9.

Inhaltsverzeichnis

Physiologie des Eisenstoffwechsels

1. Physiologie des Eisenstoffwechsels

Die medizinische Bedeutung von Eisen lässt sich in zwei kurzen Aussagen zusammenfassen:

- Eisen ist ein essentielles Spurenelement
- Eisen ist ein potentiell toxisches Schwermetall

Wie wichtig Eisen ist, ergibt sich aus der Tatsache, dass Erkrankungen, die mit einem Mangel oder einer Überladung von Eisen verbunden sind, weltweit außerordentlich häufig vorkommen. Nach WHO-Angaben leiden 30 % der Weltbevölkerung an einer Eisenmangelanämie. Wenn man unter den Eisenüberladungserkrankung nur die hereditäre Hämochromatose betrachtet, so gilt allein diese als die häufigste monogenisch bedingte Erbkrankheit in der westlichen Welt. Jeder 200.-300. Europäer, Amerikaner und Australier ist homozygot betroffen.

Die Physiologie des Eisenstoffwechsels gilt als außerordentlich komplex. Molekularbiologische Methoden haben in den letzten 10 Jahren wesentlich neue Erkenntnisse erbracht, sodass heute die intestinale Eisenabsorption, der Transport von Eisen in Zellen und aus Zellen heraus, der intrazelluläre Eisenstoffwechsel in groben Zügen als verstanden gelten können. Die Eisenmangelanämie bei jungen Frauen war als Morbus virginum, später als Chlorosis seit dem 17. Jahrhundert bekannt. 1936 fand Heilmeyer den Zusammenhang dieser Anämieform mit niedrigem Serum-Eisen (1). Klangvolle Namen sind in dieser ersten Phase mit der Untersuchung der Physiologie und Klinik des Eisenstoffwechsel verbunden wie P.M. Aisen, E. Beutler, T.H. Bothwell, M.E. Conrad, J.D. Cook, CQ Edwards, C.A. Finch, L. Hallberg, J. Halliday, P. Harrison, K. Hausmann, H.C. Heinrich, C. Hershko, A. Jacobs, P. Kaltwasser, J.J. Marx, P. Ponka, L. Powell, M. Simon und M. Worwood (vergl. Monographien 2-4).

Die "neuere Zeitrechnung" in der Physiologie des Eisenstoffwechsel begann 1996 mit der Identifizierung der C282Y-Mutation im HFE-Gen als Ursache der erblichen Eisenspeicherkrankheit (hereditäre Hämochromatose Typ 1, vergl. Kap. 2.2.1.). Seither sind viele Rezeptoren, Transportwege und Regulationsmechanismen gefunden worden. Tabelle 1.1 zeigt diese neueren Meilensteine in der Er-

forschung des Eisenstoffwechsels. Viele Störungen des Eisenstoffwechsels beruhen auf genetischen Veränderungen von beteiligten Proteinen, sodass die Kenntnis dieser Zusammenhänge wesentlich zum tieferen Verständnis über Pathophysiologie, Diagnostik und Therapie von Eisenstoffwechselkrankheiten führt. Dies gilt insbesondere für die Eisenüberladungserkrankungen.

Jahr	Autor	Entdeckung
1987/ 1988	Hentze, Klausner (48)	RNA-Bindungsproteine IRPs kontrollieren die Translation und Stabilität der mRNA von Ferritin und Transferrin-Rezeptor
1996	Feder et al. (13)	C282Y-Mutation im HFE-Gen ist verantwortlich für die hereditäre Hämochromatose Typ 1
1997	Gunshin et al. (7)	DMT1 (NRamp2) als intestinaler Eisentransporter
1998/ 2000	McKie (10), Andrews (11)	IREC1/Ferroportin (basolateraler Fe-Transporter)
2001	Pigeon et al (24), Nicolas et al. (25)	Hepcidin ist überexprimiert bei experimenteller Eisenüberladung; Hepcidine-*knock-out* führt zur Eisenüberladung bei Mäusen

Tab. 1.1: Meilensteine in der Erforschung des Eisenstoffwechsels.

Die Bedeutung von Eisen im Sauerstofftransportprotein Hämoglobin ist lange bekannt. Des Weiteren sind eisenabhängige Enzyme (Oxidoreduktasen, Monooxygenasen, Dioxygenasen, 2Fe-2S, 4Fe-4S-Enzyme) an allen wichtigen Stoffwechselzyklen beteiligt. So finden sich in der inneren Membran von Mitochondrien Cytochrome, die wesentliche Funktionen bei der oxidativen Phosphorylierung einnehmen. Zu den eisenhaltigen Oxidoreduktasen gehört z.B. die Ribonukleotidreduktase, das Schlüsselenzym der DNA-Synthese. Die Cytochrom P450-Familie katalysiert hunderte von Reaktionen im Fremdstoffmetabolismus. Fettsäuredesaturasen, Lipoxygenasen, Per-

Eisenverbindung	Funktion	Konzentration			
		Mann		Frau[#]	
		mg/kg	%	mg/kg	%
Essenziell					
Hämoglobin	O$_2$-Transport	31	62	28	74
Myoglobin	O$_2$-Transport	5	10	4	11
Eisenenzyme	Stoffwechsel	1	2	1	2
Transferrin	Fe-Transport im Plasma	0,1	0,2	0,08	0,2
Nicht essenziell					
Ferritin, Hämosiderin	Fe-Speicherung	13	26	5	13
Total		50	100	38	100

Tab. 1.2: Verteilung von Eisen im Körper.
[#] prämenopausal

oxidasen, NO-Synthetasen, die Akonitase im Ci-tratcyclus, die Guanylatcyclase (Signaltransduktion, second messenger) und die Aminophosporibosyltransferase (Purinsynthese) sind gleichfalls eisenhaltige Enzyme.

> Der menschliche Körper eines Erwachsenen enthält 3-5 g Eisen
> - hauptsächlich in Form von Hämoglobin
> - als Häm- oder nicht-Häm-Eisen-Enzymen und
> - als Depot-Eisen, gespeichert in Ferritin und Hämosiderin (☞ Tab. 1.2).
>
> Der tägliche physiologische Eisenverlust in Form von abgeschilferten Epithelzellen der äußeren und inneren Körperoberflächen, sowie durch Schweiß und Urin beträgt insgesamt ca. 1-2 mg und ist nicht regulierbar.

Dieser Verlust wird durch die Eisenaufnahme mit der Nahrung normalerweise genau ausgeglichen. Dabei wird auch die Speicherung von Reserveeisen in Form von Ferritin und Hämosiderin in Leber, Milz, Knochenmark und Muskulatur aufrechterhalten. Beim erwachsenen Mann sind dies ca. 800 mg, bei Frauen und Kindern deutlich weniger. Die täglich im Körper zirkulierende Eisenmasse ist wesentlich größer als Eisenverlust oder Eisenaufnahme (☞ Abb. 1.1).

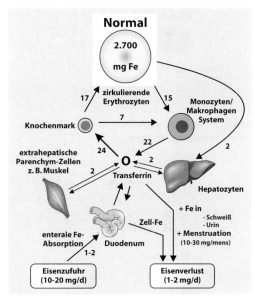

Abb. 1.1: Eisenhomöostase beim Erwachsenen. Zahlenangaben in mg/Tag berechnet für einen 70 kg schweren Mann.

1.1. Intestinale Eisenabsorption

Eisen ist das vierthäufigste Element der Erdkruste und kommt ubiquitär, aber nur in geringen Konzentrationen in Nahrung und Trinkwasser vor. Komplizierte Aufnahmemechanismen im Darm sind nötig, um dem Bedarf angepasste Eisenmassen (normal 1-2 mg/Tag, maximal 3-5 mg/Tag) aufzunehmen.

Ernährungsphysiologisch wichtig ist die Unterscheidung von schlecht bioverfügbarem, pflanzlichen Nahrungseisen (nicht-Häm-Eisen) und gut bioverfügbarem tierischen Eisen (Häm-Eisen). Der Hauptort für die Absorption von Eisen in allen Formen ist das Duodenum und das obere Jejunum. Im starken Eisenmangel können aber auch tiefere Darmabschnitte zusätzlich substantielle Eisenmengen absorbieren (☞ Abb. 1.2.).

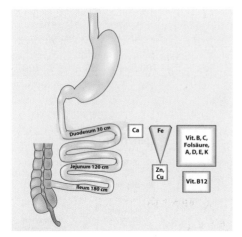

Abb. 1.2: Intestinale Absorption von Spurenelementen und Vitaminen im Darm.

1.1.1. Absorption von ionischem Eisen

Pflanzliches Eisen in der Nahrung liegt größtenteils als polymerer Fe(III)-hydroxid-Kohlenhydrat-Komplex vor. Es wird daraus im sauren Magenmilieu, besonders gut unter reduzierenden Bedingungen (Vitamin C), herausgelöst und kann als zweiwertiges ionisches Eisen unter den Bedingungen im Duodenum (Übergang sauerer-neutraler pH) gut löslich gehalten und dann absorbiert werden. Dreiwertiges ionisches Eisen unterliegt bei neutralem pH schnell der Hydroxylierung, wobei extrem schwerlösliches Eisen(III)-Hydroxid entsteht, was nicht mehr aufgenommen werden kann. Bei der Reduktion von pflanzlichem Nahrungseisen spielt möglicherweise auch die cytochromhaltige Eisenreduktase **Dcytb** in der Bürstensaummembran des Enterozyten eine Rolle (☞ Abb. 1.3) (6). Lösliches, ionisches Fe(II) wird beim Menschen über den divalenten Metall-Ionen-Transporter (**DMT1**) in den Enterozyten aufgenommen (7). Dieses Protein bewirkt einen Protonenvermittelten Kationentransport für Fe^{2+}, Zn^{2+}, Mn^{2+}, Co^{2+}, Cd^{2+}, Cu^{2+}, Ni^{2+}, und Pb^{2+}. Beim

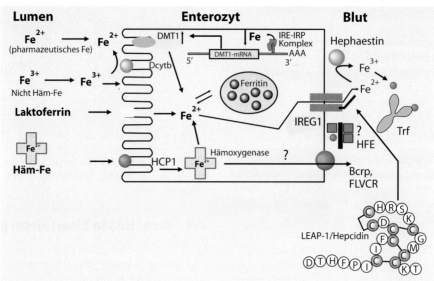

Abb. 1.3: Schema der intestinalen Eisenabsorption im Dünndarm. Zweiwertiges Eisen wird über DMT1 aufgenommen und über IREG1 wieder aus dem Enterozyten ausgeschleust. Nach Oxidation durch die Ferroxidase Hephaestin wird Fe^{3+} an Apo-Transferrin im Blut gebunden. Die Regulation der Eisenabsorption findet vorwiegend auf der basolateralen Seite statt. Hepcidin bindet an IREG1/Ferroportin1. Dieser Transporter wird internalisiert und es findet kein Eisenexport mehr ins Blut statt. HCP1 ist der neugefundene Häm-Fe-Rezeptor. Ein ähnlicher Transporter (Bcrp) findet sich auch an der Basolateralmembran, sodass Häm-Fe evtl. auch ins Plasma weitergeleitet wird.

Menschen ist DMT1 offenbar vorwiegend für den Transport von Eisen(II) zuständig (8). Die DMT1-Expression im Duodenum ist im Eisenmangel erhöht, Mutationen in DMT1 bewirken einen systemischen Eisenmangel mit Anämie. Offenbar gibt es beim Menschen verschiedene DMT1 Varianten mit und ohne 3' IRE oder 5'-IRE -Aktivität (vergl. Kap. 1.2.1.), die eine komplexe Regulation der Eisenaufnahme in verschiedenen Geweben bewerkstelligen können (9). Wenn Eisen im Organismus benötigt wird, dann erfolgt der Transport aus den Enterozyten ins Pfortaderblut sehr rasch. Der basolaterale Transfer wird durch das Membranprotein **IREG1** (in USA auch **Ferroportin1** genannt) bewerkstelligt (10, 11).

Das aus dem Enterozyten ausgeschleuste zweiwertige Eisen wird über die kupferhaltige Ferroxidase **Hephaestin** oxidiert, um dann im Pfordaderblut an Apotransferrin gebunden zu werden (12). Unklar ist, wo genau (in der Basolateralmembran?) Hephaestin lokalisiert ist. Auch die Rolle von HFE (Genprodukt des Hämochromatose-Gens, vergl. Kap. 2.) an der Regulation der intestinalen Eisenabsorption ist noch unklar (13) (☞ Abb. 1.3).

Ergänzend wird in der Literatur von einer Arbeitsgruppe ein zusätzlicher Aufnahmemechanismus von Fe(III) (Ferri-Eisen) über den "IMP-Weg" (Integrin/Mobilferrin/Paraferritin) postuliert (14). Versuche mit blockierenden Antikörpern und konkurrierenden Kationen (speziell Mn^{2+}) legen nahe, dass beide Aufnahmewege (Fe^{2+}, Fe^{3+}) unabhängig voneinander sind. Nach gegenwärtigem Stand wird von den meisten Autoren in diesem Gebiet jedoch bezweifelt, dass beim Menschen die Absorption von Fe(III) nennenswert zur Versorgung mit Nahrungs-Eisen beiträgt, ebenso ist die Bioverfügbarkeit von oralen Eisen(III)-Verbindungen in der Eisentherapie nur sehr gering.

1.1.2. Absorption von Häm-Eisen

Aus einer typischen westlichen Mischkosternährung mit 6 mg Fe/1.000 kcal wird ca. 1/3 der täglichen Nahrungseisenaufnahme aus Häm-Eisen gedeckt, obgleich nur 10-15 % des Nahrungseisens aus Häm-Fe bestehen (15). Häm-Fe aus Fleisch wird also sehr effizient über spezifische mukosale Bürstensaum-Rezeptoren aufgenommen. Die daran beteiligten Proteine konnten lange Zeit nicht charakterisiert werden (16-18). Ein möglicher

Kandidat (*heme-carrier-protein* 1, HCP1) ist vor kurzem efunden worden (19). Zuerst wird im Darmlumen Häm aus Hämo- bzw. Myoglobin freigesetzt und auf unbekannte Weise stabilisiert, Häm wird dann als intaktes Molekül aufgenommen. Der geschwindigkeitsbestimmende Schritt in der Häm-Fe-Absorption ist der Abbau von Häm durch eine Hämoxygenase im Enterozyten (20) (☞ Abb. 1.3). Hemmstoffe der Hämoxigenase inhibieren die Häm-Eisen-Absorption (21).

Da die Applikation von hohen Dosen Häm-Fe auch die Absorption von Nicht-Häm-Fe und umgekehrt hemmt, muss das aus Häm-Fe freigesetzte Eisen in den gleichen intrazellulären Eisenpool eingespeist werden wie Eisen aus der Nicht-Häm-Fe-Absorption. Dies gilt auch für den Abtransport aus den Enterozyten über IREG1/Ferroportin1, der für alle absorbierten, ehemals unterschiedlichen Eisenverbindungen (Häm-Fe, ionisches-Fe, Laktoferrin), gleich ist.

1.1.3. Regulation der Eisenabsorption

Beim Menschen ist sowohl die Häm- als auch die Nicht-Häm-Eisenabsorption regulierbar, so dass im starken Eisenmangel deutlich höhere Mengen Nahrungseisen absorbiert werden können. Der genaue Mechanismus der Regulation ist allerdings bis heute nicht bekannt. Er muss aber sehr komplex ausgelegt sein, da es verschiedene genetisch bedingte Erkrankungen gibt, die direkt oder indirekt mit einer Fehlregulation der Eisenabsorption einhergehen (vergl. Kap. 2.).

Eine Art der Regulation der Eisenabsorption könnte über die Vorläuferzellen von Enterozyten in den Darmkrypten erfolgen, die ausschließlich von der basolateralen Seite, also vom inneren Milieu des Körpers, mit Eisen versorgt werden und die sich innerhalb von wenigen Tagen zu absorbierenden Zottenenterozyten verwandeln. Im Eisenmangel und bei hereditärer Hämochromatose wird in den Kryptenzellen die DMT1-Aktivität über einen posttranslationalen Mechanismus gesteigert. Dies geschieht über die Bindung eines "*iron-responsive-protein*" (IRP) an ein "*hairpin*-IRE" in der 3'-nichttranslatierten Region der mRNA von DMT1 (vergl. Kap. 1.2.). Erhielt der Enterozyt in seiner Vorgeschichte ausreichend Eisen, wird die DMT1-Aktivität herunterreguliert. Nach einer Hypothese zur Erklärung der physiologischen Funktion des HFE-Proteins, wurde diesem eine Beteiligung an der Eisenversorgung der Kryptenenterozyten zugeschrieben (22).

Die offenbar effektivste Art der Regulation der intestinalen Eisenabsorption ist über das IREG1/Ferroportin möglich, das für den Transport von Eisen aus Enterozyten ins Plasma zuständig ist (☞ Abb. 1.3). Nachdem C. Finch 1994 einen "*storage-iron regulator*" postuliert hatte, wurde 2001 mit dem 25 AS-Peptid **Hepcidin** ein solcher Regulator des Eisenstoffwechsels tatsächlich gefunden (23-25).

1.1.3.1. Hepcidin

Hepcidin wurde zuerst als antimikrobiell wirksames Peptid im menschlichen Urin isoliert und leap1 (Leber antimikrobielles Peptid) genannt (26). Bei einer knock-out Maus wurde dann eher zufällig die Entwicklung einer hämochromatosetypischen Eisenüberladung festgestellt und so ein Zusammenhang zwischen dem Hamp-Gen (Hepcidin) und dem Eisenstoffwechsel entdeckt (27). Inzwischen ist klar, dass Hepcidin den zentralen Regulator der intestinalen Eisenabsorption darstellt (25-31). Hepcidin bindet an IREG1 und bewirkt eine Internalisierung dieses Eisenexporters, sodass der basolaterale Eisentransport gedrosselt wird (27). Die Synthese von Hepcidin in der Leber ist abhängig von der Leber- und Plasmaeisen-Konzentration, wird herunterreguliert bei Eisenmangel und ist erhöht bei Eisenüberladung (☞ Abb. 1.4). Die Synthese von Hepcidin ist aber auch von anderen Faktoren abhängig, die nicht unmittelbar etwas mit dem Eisenstoffwechsel zu tun haben wie Sauerstoffmangel und erhöhter Spiegel von Interleukin 6 (☞ Abb. 1.4). Dies erklärt möglicherweise die Hemmung der Eisenabsorption bei Hypoxie, Infektionen, Entzündungen und Tumorerkrankungen. Hepcidin kann inzwischen mit zuverlässigen Methoden im Urin von Patienten bestimmt werden und gewinnt deshalb wohl auch an Bedeutung als neuer diagnostischer Parameter für eine Hemmung der intestinalen Eisenabsorption (32).

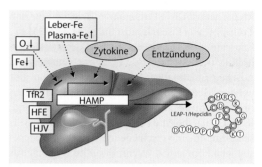

Abb. 1.4: Synthese von Hepcidin in der Leber. HFE, TfR2 (Transferrin-Rezeptor 2) und HJV (Hämojuvelin) müssen intakt vorhanden sein, weil Ausfälle dieser Proteine zu unterschiedlichen Hämochromatoseformen (Typ 1-3) führen, die alle mit dem Fehlen von Hepcidin einhergehen. Eisenmangel hemmt, gefüllte Eisenspeicher in der Leber oder hohe Plasmaeisen-Konzentrationen aber auch chronische Entzündungszustände stimulieren die Hepcidinsynthese. Ob Hepcidin selbst direkt den Sensor für Speichereisen darstellt, oder ob die Hepcidinsynthese mit einem unbekannten Sensor verknüpft ist, ist bisher nicht bekannt.

Durch eine Fehlregulation in der Achse Hepcidin-IREG1 lassen sich alle bekannten Formen der erblichen Eisenspeicherkrankheit auf einfache Weise erklären. Bei verschiedenen Hämochromatoseformen liegt ein Hepcidinmangel vor, sodass davon ausgegangen wird, dass HFE, TfR2 und Hämojuvelin in der Leber direkt etwas mit der Hepcidinsynthese zu tun haben. Möglich ist aber auch, dass Hepcidin nicht selbst den Sensor für Speichereisen darstellt, sondern nur ausführende Endstrecke (Bindung an IREG1/Ferroportin) ist. Dann könnten Makrophagen oder Hepatozyten, z.B. über HFE, dessen physiologische Funktion immer noch unklar ist, etwas mit dem "Sensing" von Eisen zu tun haben, wodurch dann über einen unbekannten Vermittler die Hepcidinsynthese beeinflusst wird. Ein aktuelles Schema über die Hepcidinsynthese in der Leber ist in Abb. 1.4 dargestellt.

1.1.3.2. Hemmstoffe der Eisenabsorption

Eine große praktische Bedeutung, evtl. auch als Therapieoption bei Eisenüberladungserkrankungen, liegt in der Tatsache, dass die Absorption von ionischem Nahrungs-Eisen prinzipiell gehemmt werden kann.

Bestimmte Stoffe, die in vielen pflanzlichen Nahrungsmitteln vorhanden sind, wie z.B. pflanzliche Polyphenole in Tee (Tannine) oder Hülsenfrüchten, Phytate in Getreiden, Nüssen, Hülsenfrüchten, pflanzliche "Nicht-Stärke-Polysaccharide" in Getreide, sowie Calcium und Phosphat z.B. in Cola und Limonaden können die Absorption von ionischem Eisen hemmen (15) (vergl. Tab. 1.3).

Enhancer der Eisenabsorption	Hemmstoffe der Eisenabsorption
• Früchte, Gemüse, Fruchtsäfte (Vitamin C)	• Tee, Kaffee, Rotwein, Hülsenfrüchte (Polyphenole, Tannine)
• Fleisch, Fisch, Innereien ("Fleischeffekt")	• Kleie von Weizen, Hafer, Mais (Phytate)
• Bernsteinsäure, Milchsäure, Zitronensäure (bestimmte organische Säure (?)	• Calcium
• Vitamin A und Beta-Caroten	

Tab. 1.3: Enhancer und Inhibitoren der intestinalen Eisenabsorption.

Die Wirkung dieser Inhibitoren beruht auf einer Komplexierung bzw. teilweisen Ausfällung von ionischem Eisen im Gastrointestinaltrakt, sodass die Konzentration von absorbierbarem löslichen Fe(II) im Darmlumen deutlich abnimmt (33). Eine Tasse schwarzer Tee zu einer Mahlzeit kann den größten Teil des pflanzlichen Eisens binden, was bei der erblichen Eisenspeicherkrankheit bereits als Therapiemöglichkeit untersucht wurde (34). Häm-Eisen wird durch diese Hemmstoffe nicht erreicht, weil das Häm-System das Eisen vor einer solchen Komplexierung schützt. Vitamin C hingegen stellt einen Enhancer der Eisenabsorption speziell unter sonst ungünstigen Bedingungen dar, indem es Fe(III) reduzieren und Fe(II) vor Oxidation schützen kann. Möglicherweise fördert ein in der Struktur noch unbekannter Faktor aus tierischen Produkten ebenfalls die Absorption von nicht-Häm-Eisen ("Fleischeffekt"). Vitamin A und Beta-Caroten heben möglichweise die Hemmung durch Phytate und Tannine auf und werden als Zusatz bei Eisenfortifizierungsprogrammen in der Dritten Welt diskutiert (35).

1.2. Interzellulärer Eisentransport

Der interzelluläre Eisentransport wird bewerkstelligt durch verschiedene Proteine wie Transferrin, Transferrin-Rezeptor (TfR), Transferrin-Rezeptor 2 (TfR2), Laktoferrin, DMT1, Ferroportin, Ferritin, und dem Ferritin Rezeptor (36). Dabei geht es nicht nur um den Transport des essentiellen Spurenelementes Eisen, sondern auch darum, mit der Bildung von hochreaktiven oxidierenden Spezies fertig zu werden, die durch das katalytisch aktive Eisen im Plasma oder in Zellen entstehen können. Außerdem gilt es auch, die Verfügbarkeit von Eisen für pathogene Mikroorganismen zu begrenzen. In vivo ist die Konzentration von freiem Eisen im Plasma und in Zellen minimal. Die Hauptmenge von extrazellulärem Eisen wird durch zwei Proteine gebunden, Transferrin und Laktoferrin.

1.2.1. Transferrin und Transferrin-Rezeptor

Um die intrazellulär benötigen Eisenmassen bereitstellen zu können, gibt es offenbar strikt regulierte Mechanismen für das Ein- und Ausschleusen von Eisen in Zellen. Nach der intestinalen Eisenabsorption wird Fe^{2+} über Ferroportin1 aus Enterozyten transportiert, von Hephaestin oxidiert und als Fe^{3+} an Transferrin gebunden. Transferrin besitzt zwei Fe-bindende Domänen. Fe_2-Transferrin, nicht aber Apotransferrin weist eine hohe Affinität zum Zelloberflächen-Transferrin-Rezeptor (TfR) auf (37). Der Transferrin-Rezeptor ist ein dimeres, transmembranes Glykoprotein aus zwei identischen Untereinheiten, welche durch zwei Disulfidbrücken miteinander verbunden sind. Transferrin wird durch Bindung an den Transferrin-Rezeptor und anschließende Internalisierung in Endosomen in Zellen aufgenommen, die nach Ansäuerung dann Eisen aus Transferrin freisetzen. Der TfR-Trf-Komplex rezykliert an die Zelloberfläche und apo-Transferrin wird dann bei dem höheren pH zurück ins Blut entlassen (☞ Abb. 1.5).

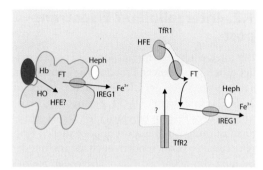

Abb. 1.5: Transportwege von Eisen in Zellen des RES-Systems (links) bzw. in Parenchymzellen (rechts). RES-Zellen bauen Erythrozyten ab. Fe wird aus Hämoglobin über die Hämoxygenase freigesetzt und entweder in Ferritin gespeichert oder über IREG1/Ferroportin exportiert. Parenchymzellen, z.B. Hepatozyten, nehmen Eisen über TfR1 in Zusammenspiel mit HFE auf. Über rezeptorvermittelte Endozytose wird Eisen internalisiert und über DMT1 durch die Endosomenmembran transportiert, um dann in Form von Ferritin gespeichert zu werden oder über IREG1 exportiert zu werden. Die physiologische Rolle von TfR2 ist noch unklar.

Kürzlich wurde ein zweiter Transferrin-Rezeptor kloniert (TfR2), der offenbar auch eine wichtige Rolle im Eisenstoffwechsel spielt, da Mutationen im TfR2-Gen zu einer seltenen Form der hereditären Hämochromatose mit Eisenüberladung von Leber, Herz und Pankreas führen (38, 39). TfR2 hat eine 25-fach geringere Affinität zu Transferrin als TfR1, wird vorwiegend in Leber und blutbildenden Zellen exprimiert, ist also nicht ubiquitär anzutreffen wie TfR1, bindet nicht an HFE und kann TfR1 nicht substituieren, denn TfR1 knockout Mäuse sterben in der Embryonalphase. TfR1 und TfR2 bilden zusammen Heterodimere, die physiologische Funktion von TfR2 ist aber vorerst weiter unklar (40).

Lösliche ("soluble") Transferrin-Rezeptoren (sTfR) entstehen durch proteolytische Abspaltung des Rezeptors von Zellmembranen und zirkulieren frei im Blutplasma. Die Serumkonzentration von sTrF ist direkt proportional zur Rezeptorkonzentration auf Zellen, wobei sich 80-95 % der TfR auf blutbildenden Zellen befinden. Bei Eisenmangel steigt die Menge an sTfR an, weil die Erythropoesezellen mehr TfR exprimieren. sTfR ist daher ein neuer diagnostischer Parameter, der den Eisenbedarf von Geweben widerspiegelt und in manchen Fällen mit komplexer Anämie eine Aussage

über Eisenmangel erbringt, wenn das falsch erhöhte Serum-Ferritin keine Aussage zulässt (41).

Laktoferrin ist ein 80 kDa Mitglied der Transferrin-Familie von eisenbindenden Glykoproteinen (42). Laktoferrin wird exprimiert und sezerniert durch glanduläre Epithelzellen. In besonders hohen Konzentrationen (7 g/l) kommt es im menschlichen Kolostrum vor. Die genaue Funktion von LF ist unklar. Es gibt LF-Rezeptoren im Dünndarm, sodass eine Funktion von Laktoferrin in der Eisenversorgung von Neugeborenen plausibel erscheinen mag (43). Allerdings befindet sich das reife Neugeborene physiologisch eher im Zustand einer leichten Eisenüberladung, sodass Laktoferrin durch Sequestrieren von Eisen möglicherweise vor den Schäden durch überschüssiges Eisen schützen soll. Unstrittig ist eine Funktion von Laktoferrin im Schutz vor mikrobieller Infektion, indem es das Eisen, dass Bakterien zum Wachstum brauchen, bindet (42).

1.2.2. DMT1

Der "*divalent metal transporter* 1" (DMT1, DCT1, Nramp2, SLC11A2) hat vier verschiedene Namen, vier Isoformen und transportiert möglicherweise 8 Metalle (8). In zwei lange bekannten Tierstämmen, der mikrozytischen (mk) Maus und in der Belgrad-Ratte, wurde die G185R-Mutation im DMT1-Gen nachgewiesen, die zu einer schweren Eisenmangelanämie bei verminderter gastrointestinaler Eisenabsorption und vermindertem Eisentransport aus Endosomen führt (44). DMT1 hat offenbar mehrere Funktionen. Der Name DMT1 stellt die Funktion in der Nahrungseisenabsorption in den Mittelpunkt. DMT1 wirkt als Protonensymporter im Oozyten-Assay (6), bei der ein Proton mit jedem Fe^{2+} transportiert wird. Das würde bedeuten, dass ein leicht azider pH im proximalen Duodenum die Eisenabsorption fördert. DMT1 ist auch bei dem Transport von Transferrin-gebundenem Eisen in Zellen über den Tf-TfR-Zyklus beteiligt. Durch pH-Änderung in Endosomen wird Eisen freigesetzt und über DMT1 ausgeschleust. Hierbei scheint die (-IRE)-Form (vergl. Kap. 1.4) von DMT1 beteiligt zu sein (vergl. Abb. 1.5). Untersuchungen an der Belgrad-Ratte zeigten, dass auch die Aufnahme von nicht-Transferrin-gebundenem Eisen in Zellen stark von intaktem DMT1 abhängig ist. (-IRE)-DMT1 hat man auch im Kern von neuronalen Zellen gefunden, wobei die Funktion im Zellkern unbekannt ist (45).

1.3. Intrazelluläre Eisenhomöostase

Die wichtigsten Prozesse zur Modulation der Eisenhomöostase in Säugetieren sind die intestinale Eisenabsorption, der Transport von Eisen zwischen den Organen durch Transferrin, die zelluläre Aufnahme durch Transferrin-Rezeptoren, die ausgeprägte Utilisation von Eisen durch die Erythropoese und seine Speicherung als Ferritin und Hämosiderin. Die verschiedenen eisenbindenden Proteine bewirken durch ihre jeweilige Expression mechanistisch die physiologische Regulation des Eisenstoffwechsels und zeigen durch pathologische Veränderungen in ihrem Wechselspiel auch Störungen des Eisenstoffwechsels an.

1.3.1. Regulation durch IREs und IRPs

Die Eisenhomöostase auf zellulärem Niveau wird durch eine dem Bedarf angepasste Expression von Transferrin Rezeptor und von Ferritin bewerkstelligt, die für eine adäquate Aufnahme von Eisen in die Zelle und seine Speicherung sorgen (☞ Übersichtsarbeiten 46, 47). Die Regulation der Expression dieser beiden Proteine geschieht posttranskriptional, wobei dafür zwei zytoplasmatische Proteine, IRP1 und IRP2 (IRP= iron regulatory protein), zuständig sind, die an Haarnadel-Strukturen (IREs = iron responsive elements) in der 5' oder 3'-untranslatierten Region der betreffenden mRNAs binden (☞ Abb. 1.6).

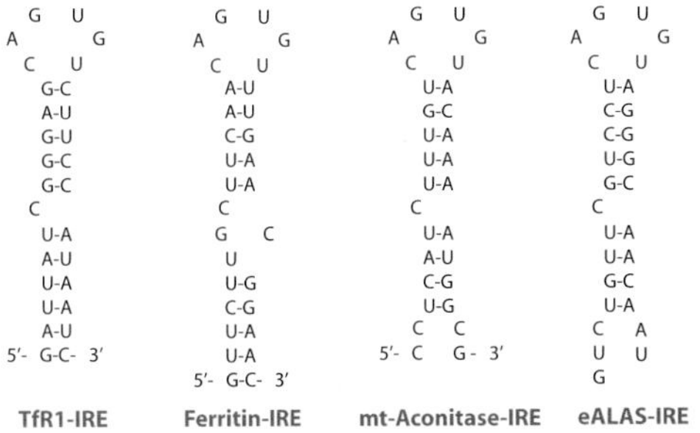

```
  G U              G U              G U              G U
A     G          A     G          A     G          A     G
  C U              C U              C U              C U
  G-C              A-U              U-A              U-A
  A-U              A-U              G-C              C-G
  G-U              C-G              U-A              C-G
  G-C              U-A              U-A              U-G
  G-C              U-A              U-A              G-C
  C                C                C                C
  U-A              G   C            U-A              U-A
  A-U              U                A-U              U-A
  U-A              U-G              C-G              G-C
  U-A              C-G              U-G              U-A
  A-U              U-A              C   C            C   A
5'- G-C- 3'          U-A          5'- C   G- 3'      U   U
                 5'- G-C- 3'                             G

  TfR1-IRE       Ferritin-IRE     mt-Aconitase-IRE   eALAS-IRE
```

Abb. 1.6: Haarnadelstrukturen von *"iron-responsive elements"* (IREs) auf der mRNA von regulierbaren Proteinen im Eisenstoffwechsel.

IRP1 und IRP2 sind homologe Proteine mit 889 bzw. 964 AS und gehören zur Klasse der Eisen-Schwefel-Isomerasen. Menschliches IRP1 ähnelt zu 58 % der mitochondrialen Akonitase aus Schweineherz und ist identisch mit der lange bekannten cytoplasmatischen Akonitase, deren Funktion man damit jetzt erklären werden kann. Durch den Vergleich mit der Kristall-Struktur dieses genau charakterisierten Proteins geht man von drei kompakten Domänen aus, die mit einer vierten Domäne durch ein flexibles Gelenk verbunden sind (☞ Abb. 1.6).

Bei Eisenmangel wird die Initiation der Translation von Ferritin gehemmt. Die Wirkung auf die TfR-Biosynthese ist genau umgekehrt. Indem IRP an das IRE in der nicht-translatierten Region am 3'-Ende (3'-UTR) der mRNA bindet, wird der Nuklease-vermittelte Abbau von TfR-mRNA gehemmt und die Stabilität der TfR-mRNA damit erhöht, so dass mehr Transferrin-Rezeptor gebildet wird (☞ Abb. 1.7). Bei Eisenüberschuss funktioniert dieser Regelkreis so, dass die Synthese von Ferritin heraufgefahren und diejenige von Transferrin-Rezeptoren herunterreguliert wird.

Das menschliche IRP1, das bereits isoliert und kloniert wurde, hat eine hohe Affinität zu der mRNA-Bindungsstelle ($K_d = 10^{-30}$ pM). Die Akonitasefunktion von IRP1 ist mit einem intakten [4Fe-4S]-Zentrum aktiv und wird inaktiviert, wenn eines der Eisenatome verloren geht. Umgekehrt verhält es sich mit der mRNA-Bindungsfähigkeit. Unter Eisenmangelbedingungen ist die Affinität zur Bindungsstelle sehr hoch.

Ein weiterer Befund ist die Beteiligung von Stickstoffmonoxid (NO) an der zellulären Eisenhomöostase (48). NO kann Eisen aus Eisen-Schwefel-Proteinen freisetzen und damit die IRPs in die hoch-affine Form überführen. Dies könnte ein Mechanismus für die posttranskriptionelle Regulation der zellulären Eisenhomöostase, z.B. bei Entzündungen, darstellen. Des Weiteren wird eine direkte Verbindung zwischen Eisenmetabolismus und oxidativem Stress diskutiert (49). Diese Annahme basiert auf dem experimentellen Befund, dass H_2O_2 *in-vivo* (nicht *in-vitro*) auf IRP1 einwirkt, so dass die Akonitaseaktivität inaktiviert und die IRE-Bindungsfähigkeit aktiviert wird. Weniger genau zu erfassen ist allerdings, was oxidativer Stress auf molekularer Ebene genau darstellt

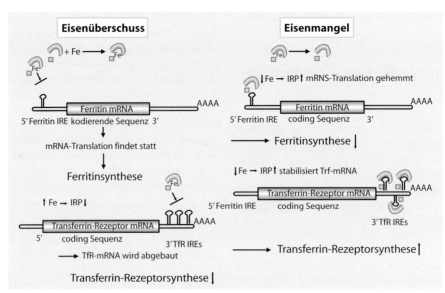

Abb. 1.7: Posttranskriptionale Regulation der Transferrin-Rezeptor- und der Ferritinsynthese. Details ☞ Text.

und welche Bedeutung dabei substantiellen Konzentrationen von H_2O_2 zukommt.

Es wurden *knock-out*-IRP1- und -IRP2-Mäuse generiert (50). Sie sind lebens- und vermehrungsfähig und vordergründig phänotypisch wenig beeinträchtigt. Dies gilt aber bei genauer Betrachtung mehr für IRP1- als IRP2-Mangel-Mäuse. Letztere zeigen eine Akkumulation von Eisen im Gehirn und entwickeln eine progressive Neurodegeneration mit Tremor, Ataxie und Bradykinesie. Sie entwickeln auch eine Eisenmangelanämie durch die mangelnde Expression von TfR auf sich entwickelnden Erythrozyten (51). IRP2$^{-/-}$-Zellen zeigen einen deutlich fehlregulierten Eisenmetabolismus, wenn sie unter 3-6 % Sauerstoff gehalten werden, was der physiologischen Sauerstoffkonzentration in Geweben entspricht. Unter den laborüblichen Bedingungen von Zellkulturen mit 21 % Sauerstoff wird in IRP2$^{-/-}$-Zellen IRP1 aktiviert und kann so die fehlende IRP2-Aktivität substituieren. Daraus wird geschlussfolgert, dass IRP2 und nicht IRP1 die Regulation des Eisenstoffwechsels in Säugetierzellen unter physiologischen Bedingungen dominiert (52). Die Arbeiten über IRP *knock-out*-Mäuse legen auch nahe, dass eine Eisenfehlregulation die primäre Ursache für eine Neurodegeneration sein kann. Es wurde ebenfalls gezeigt, dass Zink und Cadmium mit der IRE-Bindungsaktivität interferieren, und zwar über IRP1, aber nicht über IRP2 und nicht über die Akonitaseaktivität

von IRP1. Diese neuen Daten lassen einen Mechanismus für die biologische Toxizität von Cadmium und hohen Zinkkonzentrationen vermuten, die durch Wechselwirkung mit dem Eisenstoffwechsel zustande kommt.

1.3.2. Mitochondrialer Eisentransport

Die Bedeutung von Eisen in der Funktion von Mitochondrien für die Hämsynthese und für die Bildung von Eisen-Schwefel-Cluster-Proteinen ist gut belegt (50). Es ist aber nicht bekannt, wie und in welcher Form durchaus große Mengen Eisen in Mitochondrien hinein gelangen und wie das dort prozessierte Eisen aus Mitochondrien heraustransportiert wird. Auch ist nicht bekannt, welchen Einfluss mitochondriales Eisen auf die Regulation der zellulären Eisenhomöostase besitzt. Kürzlich wurde die Existenz von mitochondrialem Ferritin nachgewiesen (53). Die besondere Funktion von dieses Ferritins ist nicht bekannt. Seine Überexpression führt offenbar zu einem Transport von Eisen aus dem Cytosol in die Mitochondrien (55). Wesentliche neue Erkenntnisse des Eisentransports kommen von molekularbiologischen Untersuchungen an Tiermodellen mit bekannten Defekten des Eisenmetabolismus oder an Erkrankungen, bei denen eine Störung des mitochondrialen Eisentransportes nahe liegt, wie z.B bei der X-chromosomalen sideroachrestischen Anämie (XLSA), bei der XLSA mit Ataxie (XLSA/

A) oder bei der Friedreich-Ataxie. XLSA beruht auf dem Mangel an δ-Aminolävulinsäuresynthetase Typ 2 (ALAS2) in Erythrozytenvorläuferzellen (55). Dieser Defekt führt zu einer mitochondrialen Eisenakkumulation mit Ringsideroblasten und zu einer systemischen Eisenüberladung. In manchen Fällen ist eine Therapie mit Pyridoxin, dem Cofaktor von ALAS2, erfolgreich. Mutationen im ABCB7-Gen des Menschen erzeugen XLSA/A, eine seltene Ursache für eine mitochondriale Eisenakkumulation mit Bildung von Ringsideroblasten. ABCB7 und sein Hefe-Homolog atm1 haben etwas mit der Reifung von [Fe-S]-Cluster-Proteinen zu tun. Es ist nicht klar wie dieser Defekt zu einer hypochromen mikrozytären Anämie führen kann.

Die Friedreich-Ataxie (FA) ist die häufigste Ataxieform überhaupt (56). Der Defekt liegt in einer Hyperexpansion eines (GAA)n-Repeats im ersten Intron des FA-Gens, FRDA. FRDA kodiert für ein 210 AS-Protein, das Frataxin, dessen Funktion bislang unklar ist. Zunächst wurde Frataxin als Speicherprotein für Eisen angesehen, bis man das mitochondriale Ferritin entdeckt hatte. Die plausibelste Funktion von Frataxin könnte in seiner Beteiligung an der Synthese von [Fe-S]-Cluster-Proteinen liegen, z.B. indem es Eisen dafür bereitstellt (57).

1.4. Eisenspeicherung

Die intrazelluläre Eisenspeicherung wird durch Ferritin und seinem Abbauprodukt, Hämosiderin bewerkstelligt. Apo-Ferritin ist ein sphärisches Protein mit einem äußeren Durchmesser von 12 bis 13 nm und einer inneren Höhle von 7 bis 8 nm (58). Der eisenhaltige Kern von Ferritin ist ein polymeres Ferrihydrat-Phosphat, das bis zu 4.500 Atome enthält (maximale Eisen-Sättigung: 34 %). Ferritin besteht aus 24 Untereinheiten, wobei es strukturell zwei verschiedene Typen gibt. Die Isoferritine in verschiedenen Organen unterscheiden sich in der relativen Menge beider Untereinheiten. In Körpergeweben gibt es ein Mosaik von Heteropolymeren, vom reinen H-Typ bis zum reinen L-Typ. Es gibt Hinweise, dass H-reiche Ferritine (z.B. in Herz, roten Blutzellen, Lymphozyten, Monozyten) mehr für die Detoxifikation von Eisen zuständig sind, während L-reiche Ferritine die Funktion der Langzeit-Speicherung von Eisen wahrnehmen.

Es gibt zwei unterschiedliche Typen von Kanälen in der Apo-Ferritin-Hülle, vier mit hydrophoben Resten und acht mit sehr polaren Resten. Durch diese Kanäle wird der Transport von Eisen hinein oder heraus aus dem Käfigmolekül, Apoferritin, bewerkstelligt. Mit der H-Untereinheit, unabhängig von den beschriebenen Kanälen, ist eine Ferroxidase-Aktivität assoziiert.

Plasma-Ferritin unterscheidet sich von Ferritin aus Gewebe (z.B. Leber) durch die Halbwertszeit im Plasma (Plasma-Ferritin ca. 30 h, Gewebe-Ferritin 3-30 min). Die Ursache liegt wahrscheinlich im Kohlenhydratanteil des Plasma-Ferritins. Der Ursprung des Plasma-Ferritins, das in gewissen Bereichen eine quantitative Aussage über das vorhandene Ganzkörperspeichereisen zulässt (erschöpfte Eisenspeicher < 12 µg/l, Eisenüberladung > 300 µg/l), ist nicht geklärt. Es werden die Meinungen vertreten, dass Serum-Ferritin aus dem RES-System stammt oder aber auch aus parenchymalen Zellen.

Für Ferritin wurden aktive Aufnahmemechanismen für Hepatozyten und Erythrozytenvorläuferzellen gefunden (59). Für letztere Zellen wurde eine Affinität für saures Isoferritin von $4,1 \times 10^{-6}$ mol/l gefunden. Diese Rezeptoren haben eine deutlich niedrigere Affinität zu Plasma-Ferritin als zu Gewebe-Ferritin. Wenn Serum-Ferritin mit Neuraminidase vorbehandelt wird, steigt die Affinität zu diesem Rezeptor. Bis heute ist allerdings noch kein Ferritin-Rezeptor biochemisch charakterisiert worden. Auch ist unklar, welche Bedeutung Ferritin im Eisentransport spielt.

Im Gegensatz zum kristallisierbaren und dadurch gut definierten Ferritin ist Hämosiderin eine wasserunlösliche, amorphe Ablagerung. Hämosiderin enthält ein polymeres Eisen(III)-Hydroxid mit unterschiedlicher Core-Größe. Elektronenmikroskopisch ist Hämosiderin ein elektronen-dichtes Teilchen mit einem Inter-Partikel-Abstand kleiner als 5 nm oder ein elektronen-dichter Klumpen, in dem einzelne Partikel nicht zu erkennen sind (60). Im Gegensatz zu Ferritin kommt Hämosiderin ausschließlich in Siderosomen vor.

1.5. Literatur

1. Heilmeyer L, Plötner K. Eisenmangelzustände und ihre Behandlung. Klin Wochenschr 1936; 15:1669

2. Bothwell TH, Charlton RW, Cook JD, Finch CA. Iron metabolism in manBlackwell Scientific Publications, 1979

3. Brock JH, Halliday JW, Pippard MJ, Powell LW. Iron metabolism in health and disease. WB Saunders Company Ltd. London, Tokyo 1994

4. Barton JC, Edwards CQ. Hemochromatosis: Genetics, Pathophysiology, Diagnosis and Treatment. Cambridge: Cambridge University Press, 2000.

5. Crichton R. Inorganic Biochemistry of Iron Metabolism. From Molecular Mechanisms to Clinical Consequences, 2. Auflage, John Wiley & Sons 2001

6. McKie AT, Barrow D, Latunde-Dada GO, Rolfs A, Sager G, Mudaly E, Mudaly M, Richardson C, Barlow D, Bomford A, Peters TJ, Raja KB, Shirali S, Hediger MA, Farzaneh F, Simpson RJ. An iron-regulated ferric reductase associated with the absorption of dietary iron. Science 2001; 291:1755–1759

7. Gunshin H, Mackenzie B, Berger UV, Gunshin Y, Romero MF, Boron WF, Nussberger S, Gollan JL, Hediger M. Cloning and charcterization of a mammalian proton-coupled metal-ion transporter. Nature 1997; 388:482-488

8. Garrick MD, Dolan KG, Horbinski C, Ghio AJ, Higgins D, Porubcin M, Moore EG, Hainsworth LN, Umbreit JN, Conrad ME, Feng L, Lis A, Roth JA, Singleton S and Garrick LM. DMT1. A mammalian transporter for multiple metals. BioMetals 2003; 16:41–54

9. Hubert N, Hentze MW. Previously uncharacterized isoforms of divalent metal transporter (DMT)-1. implications for regulation and cellular function. Proc Natl Acad Sci U S A. 2002; 99:12345-50

10. McKie AT, Martinai P, Rolfs A, Brennan K, Wehr K, Barrow D, Miret S, Bomford A, Peters TJ, Farzaneh F, Hediger MA, W. Hentze MW, Simpson RJ. A novel duodenal iron-regulated transporter, IREG1, implicated in the basolateral transfer of iron to the circulation. Mol Cell 2000; 5:299-309

11. Donovan A, Brownlie A, Zhou Y, Shepard J, Pratt SJ, Moynihan J, Paw BH, Drejer A, Barut B, Zapata A, Law TC, Brugnara C, Lux SE, Pinkus GS, Pinkus JL, Kingsley PD, Palis J, Fleming MD, Andrews NC, Zon LI. Positional cloning of zebrafish ferroportin1 identifies a conserved vertebrate iron exporter. Nature 2000; 403:776-781

12. Vulpe CD, Kuo YM, Murphy TL, Cowley L, Askwith C, Libina N, Gitschier J, Anderson GJ. Hephaestin, a ceruloplasmin homologue implicated in intestinal iron transport, is defective in the sla mouse. Nat Genet 1999; 21:195–199

13. Feder JN, Gnirke A, Thomas W, Tsuchihashi Z, Ruddy DA, Basava A, Dormishian F, Domingo RJr, Ellis MC, Fullan A, Hinton LM, Jones NL, Kimmel BE, Kronmal GS, Lauer P, Lee VK, Loeb DB, Mapa FA, McClelland E, Meyer NC, Mintier GA, Moeller N, Moore T, Morikang E, Prass CE, Qiuntana L, Starnes SM, Schatzmann RC, Brunke KJ, Drauna DT, Risch NJ, Bacon BR, Wolff RK. A novel MHC class I-like gene is mutated in patients with hereditary haemochromatosis. Nature Genetics 1996; 13:399-408

14. Conrad ME, and Umbreit JN. Iron absorption-The mucin mobilferrin integrin pathway. A competitive pathway for iron absorption. Am J Hematol 1993; 42: 67-73

15. Hallberg L. Perspectives on nutritional iron deficiency. Annu Rev Nutr 2001; 21:1–21

16. Grasbeck R, Majuri R, Kouvonen I, Tenhunen R. Spectral and other studies on the intestinal haem receptor of the pig. Biochim Biophys Acta 1982; 700:137-142

17. Roberts SK, Henderson RW, Young GP. Modulation of uptake of heme by rat small intestinal mucosa in iron deficiency. Am J Physiol 1993; 265:G712–G718

18. Worthington MT, Cohn SM, Miller SK, Luo RQ, Berg CL. Characterization of a human plasma membrane heme transporter in intestinal and hepatocyte cell lines. Am J Physiol 2001; 280:G1172–G1177

19. Shayeghi M, Latunde-Dada GO, Oakhill JS, Laftah AH, Takeuchi K, Halliday N, Khan Y, Warley A, McCann FE, Hider RC, Frazer DM, Anderson GJ, Vulpe CD, Simpson RJ, McKie AT. Identification of an intestinal heme transporter. Cell 2005; 122:789-801

20. Weintraub LR, Conrad ME, Crosby WH. Absorption of hemoglobin iron by the rat. Proc Soc Exp Biol Med 1965; 120:840–843

21. Boni RE, Huch Boni RA, Galbraith RA, Drummond GS, Kappas A. Tin-mesoporphyrin inhibits heme oxygenase activity and heme-iron absorption in the intestine. Pharmacology 1993; 47:318–329

22. Fleming RE, Sly WS. Mechanisms of iron accumulation in hereditary hemochromatosis. Annu Rev Physiol.2002; 64:663-680

23. Finch C. Regulators of iron balance in humans. Blood 1994; 84:1697-1702

24. Pigeon C, Ilyin G, Courselaud B, Leroyer P, Turlin B, Brissot P, Loreal O. A new mouse liver-specific gene, encoding a protein homologous to human antimicrobial peptide hepcidin, is overexpressed during iron overload. J Biol Chem 2001; 276:7811–7819.

25. Nicolas G, Bennoun M, Devaux I, Beaumont C, Grandchamp B, Kahn A, Vaulont S. Lack of hepcidin gene expression and severe tissue iron overload in up-

stream stimulatory factor 2 (USF2) knockout mice. Proc Natl Acad Sci USA 2001; 98:8780-8785

26. Krause A, Neitz S, Mägert HJ, Schulz A, Forssmann WG, Schulz-Knappe P, Adermann K. LEAP-1, a novel highly disulfide-bonded human peptide, exhibits antimicrobial activity. FEBS Lett 2000; 480:147-150

27. Nemeth E. Tuttle MS, Powelson J, Vaughn MB, Donovan A, McVey D, Ganz T, Kaplan J. Hepcidin Regulates Iron Efflux by Binding to Ferroportin and Inducing Its Internalization Science 2004; 306:2090-3

28. Leung P S, Srai S K, Mascarenhas M, Churchill L J, Debnam ES. Increased duodenal iron uptake and transfer in a rat model of chronic hypoxia is accompanied by reduced hepcidin expression Gut 2005; 54:1391–1395

29. Nemeth E, Rivera S, Gabayan V, Keller C, Taudorf S, Pedersen BK and Ganz T. IL-6 mediates hypoferremia of inflammation by inducing the synthesis of the iron regulatory hormone hepcidin. J Clin Invest 2004; 113: 1271-1276

30. Ganz T. Molecular pathogenesis of anemia of chronic disease. Pediatr-Blood-Cancer. 2006; 46:554-557

31. Papanikolaou G, Tzilianos M, Christakis JI, Bogdanos D, Tsimirika K, MacFarlane J, Goldberg YP, Sakellaropoulos N, Ganz T, and Nemeth E. Hepcidin in iron overload disorders Blood 2005; 105: 4103-4105

32. Kemna E, Tjalsma H, Laarakkers C, Nemeth E, Willems H, and Swinkels D. Novel urine hepcidin assay by mass spectrometry. Blood 2005; 106: 3268-3270

33. Sandberg A-S, Brune M, Carlsson N-G, Hallberg L, Skoglund E, Rossander-Hulthén L. Inositol phosphates with different numbers of phosphate groups influence iron absorption in humans. Am J Clin Nutr 1999; 70: 240-246

34. Kaltwasser JP, Werner E, Schalk K, Hansen C, Gottschalk R, Seidl C. Clinical trial on the effect of regular tea drinking on iron accumulation in genetic haemochromatosis Gut 1998; 43:699-704

35. Garcý´a-Casal MN, Leets I Layrisse M. β-Carotene and Inhibitors of Iron Absorption Modify Iron Uptake by Caco-2 Cells. J Nutr 2000; 130: 5–9

36. Donovan A, Roy CN, Andrews NC. The ins and outs of iron homeostasis. Physiology 2006; 21:115-123

37. Aisen P, Enns C, Wessling-Resnick M. Chemistry and biology of eukaryotic iron metabolism. Int J Biochem Cell Biol. 2001; 33:940-959

38. Kawabata H, Yang R, Hirama T, Vuong PT, Kawano S, Gombart AF, Koeffler HP. Molecular cloning of transferrin receptor 2: a new member of the transferrin receptor-like family. J Biol Chem 1999; 274:20826-20832

39. Camaschella C, Roetto A, Cali A, et al. The gene TFR2 is mutated in a new type of haemochromatosis mapping to 7q22. Nat Genet. 2000; 25:14-15

40. Robb AD, Wessling-Resnick M. Regulation of transferrin receptor 2 protein levels by transferrin. Blood 2004; 104: 4294-4299

41. Markovic M, Majkic-Singh N, Subota V. Usefulness of soluble transferrin receptor and ferritin in iron deficiency and chronic disease. Scand J Clin Lab Invest. 2005; 65(7):571-576

42. Brock JH. The physiology of lactoferrin. Biochem Cell Biol 2002; 80:1–6

43. Suzuki YA and Lönnerdal B. Characterization of mammalian receptors for lactoferrin. Biochem Cell Biol 2002; 80:75-80

44. Fleming MD, Romano MA, Su MA, Garrick LM, Garrick MD, Andrews NC. Nramp2 is mutated in the anemic Belgrade (b) rat: evidence of a role for Nramp2 in endosomal iron transport. Proc Natl Acad Sci USA 1998; 95: 1148–1153

45. Roth JA, Horbinski C, Feng L, Dolan KG, Higgins D, Garrick MD. Differential localization of divalent metal transporter 1 with and without iron response element in rat PC12 and sympathetic neuronal cells. J Neurosci 2000; 20:7595–7601

46. Fleming RE, Britton RS. Iron Imports. VI. HFE and regulation of intestinal iron absorption. Am J Physiol Gastrointest Liver Physiol. 2006; 290:G590-G594

47. Fleming RE. The iron sensor: macrophage, hepatocyte, both? Blood 2005; 106:1893-1894

48. Hentze MW and Kühn LC. Molecular control of vertebrate iron metabolism: mRNA-based regulatory circuits operated by iron, nitric oxide, and oxidative stress. Proc Natl Acad Sic USA 1996; 93: 8175-8182

49. Pantapoulos K. Iron metabolism and the IRE/IRP regulatory system. An Update. Ann NY Acad Sci 2004; 1012:1-13

50. Galy B, Ferring D, Minana B, Bell O, Janser HG, Muckenthaler M, Schumann K, Hentze MW. Altered body iron distribution and microcytosis in mice deficient for Iron Regulatory Protein 2 (IRP2). Blood 2005; 106:2580-2589

51. Cooperman SS, Meyron-Holtz EG, Olivierre-Wilson H, Ghosh MC, McConnell JP, and Rouault TA. Microcytic anemia, erythropoietic protoporphyria, and neurodegeneration in mice with targeted deletion of iron-regulatory protein 2. Blood 2005; 106:1084-1091

52. Napier I, Ponka P, and Richardson DR. Iron trafficking in the mitochondrion: novel pathways revealed by disease. Blood. 2005;105:1867-1874

53. Levi S, Corsi B, Bosisio M, Invernizzi R, Volz A, Sanford D, Arosio P, Drysdale J. A human mitochondrial ferritin encoded by an intronless gene. J Biol Chem 2001; 276: 24437-24440

54. Nie G., Sheftel AD, Kim SF, and Ponka P. Overexpression of mitochondrial ferritin causes cytosolic iron depletion and changes cellular iron homeostasis. Blood 2005; 5:2161-2167

55. Bekri S, Kispal G, Lange H, Fitzsimons D, Tolmie J, Lill R, and Bishop DF. Human ABC7 transporter: Gene structure and mutation causing X-linked sideroblastic anemia with ataxia with disruption of cytosolic iron-sulfur protein maturation. Blood 2000; 96:3256-3264

56. Campuzano V, Montermini L, Molto MD, Pianese L, Cossee M, Cavalcanti F, Monros E, Rodius F, Duclos F, Monticelli A, Zara F, Canizares J, Koutnikova H, Bidichandani SI, Gellera C, Brice A, Trouillas P, De Michele G, Filla A, De Frutos R, Palau F, Patel PI, Di Donato S, Mandel J-L, Cocozza S, Koenig M, Pandolfo M. Friedreich's ataxia: autosomal recessive disease caused by an intronic GAA triplet repeat expansion. Science 1996; 271: 1423-1427

57. Muhlenhoff U, Lill R. Biogenesis of iron-sulfur proteins in eukaryotes: a novel task of mitochondria that is inherited from bacteria. Biochim Biophys Acta. 2000; 1459: 370-382

58. Harrison PM, Arosio P. The ferritins: molecular properties, iron storage function and cellular regulation. Biochim Biophys Acta 1996; 1275:161-203

59. Gelvan D, Fibach E, Meyron-Holtz EG and AM Konijn AM. Ferritin uptake by human erythroid precursors is a regulated iron uptake pathway. Blood 1996; 88: 3200-3207

60. Iancu TC. Ultrastructural pathology of iron overload. Bailliere's Clin Haematol 1989; 2: 475-495

Klinische Krankheitsbilder mit primärer Eisenüberladung

2. Klinische Krankheitsbilder mit primärer Eisenüberladung

Unsere westliche Mischkost-Nahrung enthält mit 6 mg Fe/1.000 kcal relativ viel Eisen. Allerdings werden daraus normalerweise nur 1-2 mg/Tag (10 % der Eisenmenge), bei maximaler Hochregulation der intestinalen Eisenabsorption z.B. im Eisenmangel ca. 3-5 mg Eisen/Tag absorbiert. Eine nicht dem Bedarf angepasste zu hohe Absorption von Nahrungseisen würde auf mittlere und längere Sicht zu einer Eisenüberladung vorwiegend in Parenchymzellen der Leber und endokrinen Organen führen, da überschüssig aufgenommenes Eisen nicht ausgeschieden werden kann.

Bei gefüllten Eisenspeichern wird in Leber Hepcidin synthetisiert und die intestinale Eisenabsorption dadurch herunterreguliert (vergl. Kap. 1.1.3.). Es ist bis heute unklar, ob man allein durch ein überhöhtes Angebot von oralem Eisen (fleischreiche Ernährung, orale Eisentherapie) zu einer Eisenüberladung kommen kann, oder ob eine genetische Veränderung der Regulation der intestinalen Eisenabsorption dafür notwendig ist. Möglicherweise kann chronischer Alkoholkonsum die Eisenabsorption erhöhen. So findet man bei Alkoholikern (Weintrinker?) gelegentlich eine leichte Form einer Eisenüberladung (1). Bei der historisch interessanten "Bantu-Siderose" hat Alkohol in Form von Bier ebenfalls eine Rolle gespielt (☞ Kap. 2.4.) (2).

> Unter einer primärer Eisenüberladung im engeren Sinne verstehen wir Krankheiten, bei denen die Begrenzung der intestinalen Eisenabsorption bei gefüllten Eisenspeichern nicht funktioniert. Es sind dies genetische Störungen, die zum direkten Funktionsausfall von offenbar direkt beteiligten Proteinen (z.B. HFE, TfR2, HJV, Hepcidin, IREG1/Ferroportin) führen.

Abzugrenzen davon sind "*iron-loading-anemias*" (z.B. β-Thalassaemia major) bei denen die Hyperplasie einer ineffektiven Erythropoese ein falsches Signal für die eigentlich normal funktionierende Eisenabsorption liefert (vergl. Kap 3.).

2.1. Pathomechanismus der Eisenüberladung

Hinweise auf eine eiseninduzierte Zell- und Organschädigung ergeben sich aus Studien in Patienten mit genereller Eisenüberladung (primäre und sekundäre Hämosiderose), aus Versuchen mit experimenteller Eisenüberladung an Versuchstieren oder Zellkulturen oder nach Beobachtung von lokalen, intramuskulären Schäden nach der therapeutischen Injektion von Eisenverbindungen an Mensch und Versuchstier.

Der genaue Mechanismus der toxischen Wirkung von Eisen auf verschiedene Gewebe ist im Detail nicht abschließend bekannt. In der Leber, die in fast allen Fällen einer Eisenüberladung frühzeitig betroffen ist, kann die eiseninduzierte Zellschädigung bekanntermaßen zu Leberfibrose, Leberzirrhose und in schweren Fällen auch zu primären Leberzellkarzinom führen (3). Auf molekularer Ebene ist möglicherweise die Oxidation von mehrfach-ungesättigten Fettsäuren in Phospholipiden von Zell- oder Zellorganellmembranen der zentrale Schritt auf dem Weg zu einer chronischen Zellschädigung (☞ Abb. 2.1). Durch diese Lipidperoxidation wird die Integrität von Zellen und von Zellorganellen (z.B. Lysosomen) gestört. Auch der Ausfall von membrangebundenen Enzymen, die Freisetzung von lysosomalen Enzymen oder die toxische Wirkung von Abbauprodukten der Lipide kann zu Zellschäden führen. Eisen spielt dabei *in vitro* und wahrscheinlich auch *in vivo* eine katalytische Rolle (Fenton-Reaktion) bei der Generation der hochreaktiven Hydroxylradikalen ($\cdot$OH), die üblicherweise als Haber-Weiss-Reaktion formuliert wird (4):

$$H_2O_2 + O_2^{\cdot -} \rightarrow O_2 + OH^- + \cdot OH$$

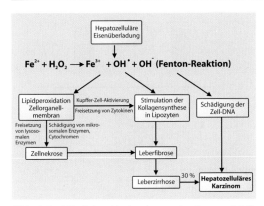

Abb. 2.1: Möglicher Mechanismus der Organschädigung bei schwerer, chronischer Lebersiderose.

2.2. Hereditäre Hämochromatose

Der Begriff "Hämochromatose" geht auf von Recklinghausen zurück, der fälschlicherweise Hämoglobin als Ursprung der Eisenablagerung in der Leber ansah. Unter diesem Begriff wurde anfangs eine Eisenüberladung bei unterschiedlichen Grunderkrankungen verstanden (5,6). Die heute gängige Bezeichnung der hereditären (Synonym: idiopathische, primäre) Hämochromatose wurde dann einige Zeit allein für die HLA-assoziierte, genetisch bedingte Form der Eisenüberladung verwendet (7).

Heute kennen wir unter dem Begriff vier verschiedene genetische Formen der Hämochromatose (☞ Tab. 2.1), die als Typ1 bis Typ 4 bezeichnet werden (8).

2.2.1. HFE-assoziierte Hämochromatose (Typ 1)

Diese Form der hereditären Hämochromatose ist eine sehr häufige genetisch bedingte Krankheit der kaukasischen Bevölkerung Nordeuropas, Amerikas, Australiens. Die Homozygoten-Frequenz ist ungefähr 1 auf 300 Personen in der Normalbevölkerung. Die Gen-Frequenz ist 1 : 20, die Heterozygotenhäufigkeit ist 1 auf 10 Normalpersonen (9). Die Genhäufigkeit legt nahe, dass die heterozygote Form einen Selektionsvorteil in der Evolution geboten haben könnte. Denkbar wäre, dass eine leicht positive Eisenbilanz bei Heterozygoten während ausgedehnter Hungerphasen, bei häufigen Schwangerschaften oder für eine verbesserte Abwehr gegen Infektionen hilfreich gewesen sein mag. 1996 wurde das HFE-Gen identifiziert (10). Das normale HFE-Protein ist ein MHC-1 ähnliches Molekül, bei dem zwei extrazelluläre Alpha- (α1 and α2) Domänen "on top" auf einer dritten α3-Domäne sitzen, die die Zellmembran durchspannt und die ein β_2-Mikroglobulin bindet (☞ Abb. 2.2) (11). Eine bedeutsame Disulfit-Brücke besteht zwischen C260 und C203 in der α3-Domäne, die wichtig für die Struktur des Proteins ist.

Typ	Betroffenes Gen/ Protein	Charakteristischer Verlauf
Typ 1	HFE	Häufigste Form in Nordeuropa, USA, Australien (1 : 200-300); autosomal rezessiv; parenchymale Eisenspeicherung: variabler, häufig milder Phänotyp (Leber, Gelenke, endokrine Organe); spricht gut auf Aderlass an.
Typ 2A Typ 2B	HJV HAMP	Juvenile Hämochromatose, selten autosomal rezessiv; früh einsetzende Eisenüberladung: häufig schwere Organschäden (Leber, endokrine Organe); spricht gut auf Aderlass an.
Typ 3	TfR2	Häufiger in Südeuropa, autosomal rezessiv; parenchymale Eisenspeicherung: variabler, häufig milder Phänotyp (Leber, Gelenke, endokrine Organe); spricht gut auf Aderlass an.
Typ 4	IREC1/ Ferroportin	Autosomal dominant; retikuloendotheliale Eisenspeicherung: geringe Organbeteiligung, spricht schlecht auf Aderlass an.

Tab. 2.1: Einteilung der hereditären Hämochromatose.

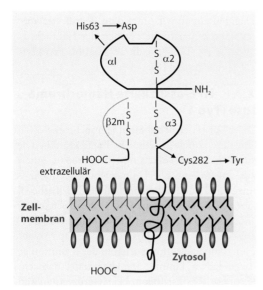

Abb. 2.2: Struktur des HFE-Proteins, das an der Zelloberflächen von Zellen erscheint. Markierung der Mutationen C282Y und H63D.

Die Mutation an C280 (übliche Gen-basierte Nomenklatur: C282Y) führt zu der HFE- assoziierten Hämochromatose. Eine zweite Mutation, H63D, hat praktische Bedeutung gewonnen, weil Compound-Heterozygote, die also eine C282Y und eine H63D-Mutation auf verschiedenen Allelen tragen, sowie H63D-Homozygote ebenfalls eine (dann meist leichte) Eisenüberladung entwickeln können. Eine ganze Reihe weiterer Mutationen sind inzwischen bekannt, die aber nicht die klinische Bedeutung der beiden oben genannten Mutationen haben (☞ Abb. 2.2) (12). Durch Studien von Marcel Simon in Frankreich war schon vor der Genentdeckung klar, dass es sich bei der HFE-assoziierten Hämochromatose um eine autosomal rezessiv vererbte Krankheit handelt (7). Dies ergibt sich aus der Tatsache, dass eine starke Assoziation der Krankheit mit dem HLA-A3 Antigen auf Chromosom 6 besteht. Die Abbildung 2.3 zeigt die autosomal rezessive Vererbung in einem typischen Fall, in dem beide Elternteile des Patienten heterozygote Genträger sind. Für jedes der Geschwister resultiert eine Wahrscheinlichkeit von 25 %, ebenfalls homozygot betroffen zu sein. Mit 25 %iger Wahrscheinlichkeit ist ein Geschwisterteil genetisch nicht betroffen, zu 50 % ein heterozygoter Genträger.

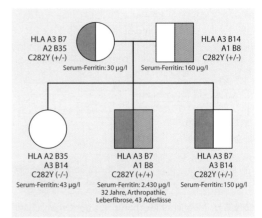

Abb. 2.3: Autosomal rezessiver Erbgang bei hereditäre Hämochromatose Typ1. Beide Eltern sind Genträger für die C282Y-Mutation.

In nicht-kaukasischen Bevölkerungen (Ur-Australier, Chinesen) ist die Häufigkeit der C282Y-Mutation deutlich geringer (Gen-Frequenz 0,38 %) (13). Trotzdem scheinen primäre Eisenüberladung alle Rassen zu betreffen, was auf noch unbekannte Formen der Hämochromatose schließen lässt. In einer großen Studie an 100.000 Nordamerikanern wurden Anzeichen für erhöhte Eisenspeicher (erhöhte Ferritinwerte) bei allen Rassen gefunden, speziell Asiaten und Polynesier wiesen danach höhere Eisenspeicher auf als andere Rassen (14).

2.2.1.1. Klinische Symptomatik

Bedingt durch die progressive Eiseneinlagerung in parenchymale Organe kann es meist im höheren Lebensalter (ab 40-50 Jahren) zu vielfältigen klinischen Symptomen kommen (8,9). Die Leber-Eisenkonzentration ist ein guter Anhalt für das Ausmaß der individuellen Eisenspeicherung. Es besteht eine Korrelation zwischen Leber-Eisen und der Häufigkeit von Leberzirrhose, Diabetes und Hautpigmentierung. Dieser Zusammenhang ist nicht gegeben für die Arthropathie, die vor allem die Metacarpophalangealgelenke der Finger betrifft und die in einigen Fällen erst nach erfolgter Eisenentzugstherapie erstmals auftritt (15,16).

Auffällig ist, dass die Häufigkeit von irreversiblen Schäden (Leberzirrhose, Diabetes) bei Diagnosestellung in den letzten Jahren stark rückläufig ist. In unserem eigenen Patientenkollektiv, das in den letzten 8 Jahren diagnostiziert worden ist, findet sich nur noch in ca. 10 % der Fälle eine Leberzirrhose. Dies ist zum einen auf eine verbesserte Diagnostik und frühzeitige Therapie zurückzuführen, zum anderen scheint die Penetranz der HFE-assoziierten Hämochromatose eher gering zu sein, sodass man heute auch viele klinisch nicht betroffene Patienten findet (☞ Tab. 2.2). Zwei große Studien wiesen eine vergleichsweise niedrige klinische Ausprägung bei in Screeningstudien neu entdeckten homozygoten C282Y-Trägern nach (17,18).

Klinische Symptome	Niederau et al. 1985	Adams et al. 1997	Nielsen 2000
Leberzirrhose	69 %	22 %	10 %
Diabetes		14 %	5 %
Arthropathie	43 %	29 %	35 %
Impotenz	55 %	40 %	5 %
Hautkolorierung	75 %	38 %	22 %
Asymptomatisch		27 %	35 %
Keine Eisenüberladung			15 %

Tab. 2.2: Häufigkeit der klinischen Symptomatik bei hereditärer Hämochromatose (19-21).

2.2.1.2. Therapie und Prognose

Die erschöpfende Aderlasstherapie (ca. 500 ml Blutentzug = 250 mg Eisen/Woche) ist nach wie vor die effektivste Behandlungsmöglichkeit bei der erblichen Eisenspeicherkrankheit (9). Es wird solange therapiert, bis sich eine leichte Eisenmangelanämie (Hb stabil < 11 g/dl) einstellt.

Ein Beispiel für die Veränderungen der Eisenparameter in Blut und Leber im Verlauf einer erschöpfenden Aderlasstherapie ist in Abb. 2.4 gegeben. Man sieht einen linearen Abfall des erhöhten Lebereisens, dem das Serum-Ferritin anfangs nur langsam folgt. Das erhöhte Serum-Eisen bleibt bis zur Erschöpfung der erhöhten Eisenspeicher erhalten und fällt dann zusammen mit dem Hämoglobinwert rasch ab. Besonders gegen Ende der Aderlassserie sind engmaschige Blutbildkontrollen notwendig, um den Patienten nicht in eine schwere Anämie zu bringen.

Bei Männern wird eine Blutmenge von 500 ml/Woche meist problemlos vertragen. Bei kleineren Frauen sollte die Aderlassmenge auf 300-400 ml

reduziert werden. In Fällen mit sehr niedrigen Blutdruckwerten kommt es manchmal zu Kreislaufproblemen, wie sie auch jeder Blutspendedienst kennt.

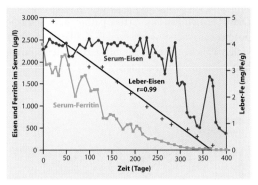

Abb. 2.4: Serum-Ferritin, Serum-Eisen und Leber-Eisenkonzentration unter Aderlasstherapie bei einem 35-jährigen Mann mit HFE-assozierter (C282Y-hom. pos.) hereditärer Hämochromatose noch ohne Leberzirrhose (22).

Es empfiehlt sich deshalb grundsätzlich das Blutabnehmen im Liegen. Schlechte Venenverhältnisse sind eher selten ein wirkliches Hindernis. In Einzelfällen kann man auch z.B. mit "Butterfly"-Bestecken aus der Hand größere Blutmengen abnehmen, ansonsten haben sich geschlossene Blutabnahmebestecke wie beim Blutspenden sehr bewährt. Offene Systeme oder Vakuumflaschen sind in der Praxis weniger gut geeignet.

Nach einer Therapiepause von ca. 6-12 Monaten wird dann nach Wiederanstieg der empfindlichen Blutparameter (Serum-Fe, Transferrin-Fe-Sättigung) eine Erhaltungstherapie (3-6 Aderlässe/Jahr) durchgeführt, um die weiter überschüssig aufgenommenen Eisenmengen gleich wieder zu entfernen und somit einer Reakkumulation von Eisen dauerhaft entgegenzuwirken.

Die Aderlasstherapie ist einfach, sicher, effizient, kostengünstig und in fast allen Fällen als gut verträglich bekannt. Bei bereits schwer kranken Patienten, die eine Aderlasstherapie anfangs nicht tolerieren, kann alternativ sehr erfolgreich eine Therapie mit dem Eisenchelator *Deferoxamin* durchgeführt werden (☞ Abb. 2.5) (23).

Die unspezifischen Symptome wie Schwäche, Lethargie, sowie Hautpigmentierung sprechen gut auf die Aderlasstherapie an. Auch erhöhte Leberindikatorenzyme normalisieren sich oft rasch unter der Aderlasstherapie, als Zeichen dafür, dass eine noch nicht irreversibel geschädigte Leber sich schnell erholen kann. Berichte, dass auch eine Leberzirrhose bei Hämochromatose reversibel sein soll, sind allerdings kaum glaubwürdig. Auch ein Diabetes mellitus, eine Arthropathie und auch Impotenz sind meist nicht reversibel, allerdings ist in vielen Fällen mit einer Stabilisierung der Krankheitssymptome zu rechnen.

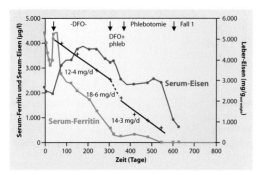

Abb. 2.5: Desferal®-Therapie bei hereditärer Hämochromatose in Fällen, bei denen keine Aderlasstherapie möglich ist (23). Gezeigt ist der Abfall von Lebereisen und Serum-Ferritin bei einem Patienten in Phasen mit DFO-Therapie oder Aderlass. Die Zahlenangaben bedeuten entfernte Eisenmasse in mg/d unter der jeweiligen Therapie. **DFO** = Deferoxamin.

Liegt z.B. bereits eine Leberzirrhose bei Hämochromatose vor, so ist unter Aderlasstherapie diese Organschädigung deutlich weniger progressiv als bei Leberzirrhosen anderer Ursache z.B. bei chronischem Ethanolabusus.

Die Prognose bei unbehandelter hereditärer Hämochromatose mit vorliegenden schweren Organschäden (Leberzirrhose, Diabetes) ist schlecht. In der Vor-Insulin-Ära starben die klinisch betroffenen Patienten meist am diabetischen Koma (5). Weitere häufige Todesursachen waren früher Kardiomyopathie und hepatozelluläres Karzinom. Durch die Einführung der Aderlasstherapie hat sich die Lebenserwartung der Patienten mit Hämochromatose wesentlich verbessert (24,25). Zwei umfangreiche Studien zur Langzeitprognose von Hämochromatosepatienten sind in der Literatur bekannt (19,25). Die Studie aus Düsseldorf wurde unlängst aktualisiert (26). Aus den Ergebnissen ergibt sich, dass die Überlebensrate gegenüber einer Geschlechts- und Altersangepassten

Gruppe von Normalpersonen erniedrigt ist. Betrachtet man allerdings nur die Gruppe der Patienten, die bei Diagnosestellung noch keine schweren Organschäden wie Leberzirrhose oder Diabetes aufweisen, so ist deren Lebenserwartung im Vergleich zur Normalbevölkerung unbeeinflusst. Dies betrifft die überwiegende Mehrzahl der heute neu diagnostizierten Patienten.

Der Nutzen einer "eisenarmen Ernährung" bei Hämochromatose wird unterschiedlich bewertet. Eine fleischarme Diät mit ständigem Teetrinken dürfte die Eisenaufnahme von pfanzlichem Eisen deutlich vermindern. Jedoch ist die Wirksamkeit der Aderlasstherapie in jedem Fall deutlich höher einzuschätzen, so dass eine Diätempfehlung nicht zwingend ist.

2.2.2. Juvenile Hämochromatose (Typ 2A und B)

Die juvenile Hämochromatose ist eine seltene Form einer Eisenüberladung, die sich durch einen frühzeitigen Beginn (vor dem 30. Lebensjahr), durch ausgeprägte klinische Symptome (hypogonadotropher Hypogonadismus, Kardiomyopathie, Leberzirrhose), sowie eines allgemein schweren Verlaufes unterscheidet. Todesfälle durch Herzversagen sind häufig (27). Die meisten Fälle (Typ 2A) mit juveniler Hämochromatose sind genetisch verbunden mit dem Lokus 1q21 (28) . Das Gen wurde inzwischen kloniert (LOC148738) (29). Es kodiert für ein Protein, Hämojuvelin, dessen Funktion bisher nicht bekannt ist. Überraschenderweise gibt es einige Patienten (ca. 10 %) mit den gleichen klinischen Symptomen, die keine Mutationen in diesem Genlokus haben, sondern im HAMP-Gen (19q13.1; Typ 2B), das für Hepcidin kodiert (30). Damit liegt nahe, dass Hämojuvelin direkt etwas mit Hepcidin, z.B. mit der Modulation der Hepcidin Expression zu tun haben muss. Das einheitliche Erscheinungsbild der Erkrankung mag auf einer altersabhängigen Empfindlichkeit der Organe für stark erhöhtes Eisen, z.B. in Form von NTBI beruhen oder auf einer besonderen Verteilung von überschüssigem Eisen in speziellen Zellen (31). Grundsätzlich sprechen diese Patienten gut auf Aderlasstherapie an (8). Langzeitstudien gibt es bei den wenigen bekannten Patienten nicht. Die Herztransplantation könnte in sonst aussichtslosen Fällen eine Therapieoption darstellen (27).

2.2.3. Transferrin-Rezeptor 2-assoziierte Hämochromatose (Typ 3)

Bisher sind nur wenige Fälle beschrieben, in denen Mutationen im TfR2 die Ursache für eine hereditäre Hämochromatose darstellen (32). TfR2 hat eine unklare Funktion im Eisenstoffwechsel, es kann genau wie TfR1 Diferric-Transferrin binden und internalisieren. Dies scheint aber nicht die physiologische Funktion zu sein, denn Mutionen im TfR2 führen zur Eisenüberladung und nicht zur Eisendepletion der Leber. Zwei alternative (α und β) Splice-Formen von TfR2 sind isoliert worden, das α-Transkript wird hauptsächlich in der Leber exprimiert. Auch bei dieser Form der Hämochromatose sind ganz geringe oder fehlende Hepcidin-Konzentrationen im Urin zu messen (33).

Die Klinik der Typ3-Hämochromatose ist ähnlich dem HFE-assoziierten Verlauf mit erhöhten Ferritinwerten, in Einzelfällen auch Leberzirrhose, Arthropathie. Diese Form spricht ebenfalls gut auf eine Aderlasstherapie an.

2.2.4. Ferroportin-assoziierte Hämochromatose (Typ 4)

Die Ferroportin-Krankheit (Hämochromatose Typ 4) ist eine neu entdeckte Form der erblichen Eisenspeicherkrankheit, die charakterisiert ist durch Eisenspeicherung in Makrophagen inkl. Kupfferzellen in der Leber (34). Ursache ist eine Mutation im Ferroportin-Gen (am häufigsten V162del) (34, 35). Die Patienten haben Hämosiderinablagerungen in allen Geweben (mesenteriale Lymphknoten, Leber, Magen- und Dünndarmmukosa). Ferritin ist frühzeitig erhöht (> 1.000 µg/l). Anzeichen von Organschäden gibt es auch im hohen Alter nicht. Es finden sich erhöhte Konzentrationen von Pro-Hepcidin im Blut, die auch mit Hepcidin im Urin korrelieren. Hepcidin ist in diesen Fällen offenbar wirkungslos in der Hemmung der Nahrungseisenabsorption bei gefüllten Eisenspeichern (36).

2.3. Neonatale Hämochromatose

Die neonatale Hämochromatose (NC) ist die häufigste Ursache für ein neonatales Leberversagen. Die Häufigkeit wird mit 10-20 Fällen pro 100.000 Lebendgeburten/Jahr angegeben. Es besteht immer eine starke Hyperferritinämie, fast alle Kinder weisen eine lebensbedrohliche schwere Leberside-

rose auf. Trotzdem liegt wohl keine genetisch bedingte Eisenüberladung vor. Nach Whitington et al. besteht eine Alloimmunität gegen ein fetales Antigen (37). Es erkranken immer nur Neugeborene von bestimmten Müttern, nicht aber von bestimmten Vätern. Bei weiteren Schwangerschaften besteht ein hohes Risiko (80 %) für weitere Fälle. Allerdings steht mit der hochdosierten Immunglobulin-Therapie (1 g/kg wöchentlich ab der 18. Schwangerschaftswoche) offenbar eine wirksame Therapie zur Verfügung (37) Fälle mit NC werden in erster Option mit einem antioxidativen Cocktail und Deferoxamin behandelt. Schlägt diese Therapie nicht an, kann nur noch eine Lebertransplantation helfen (38).

2.4. Afrikanische Eisenüberladung

Die Afrikanische Eisenüberladung (*african iron overload*, AIO) wird in Ländern südlich der Sahara beoachtet (2,39). Sie ist charakterisiert durch die überschüssige Speicherung von Eisen vorwiegend in reticuloendothelialen Zellen der Leber, Milz, Knochenmark aber auch in Hepatozyten. Die Histologie ist klar unterschiedlich zu der HFE-assoziierten Hämochromatose. Früher wurde AIO unter dem Begriff Bantu-Siderose allein auf das Trinken großer Mengen traditionell gebrauten Bieres zurückgeführt, das einen hohen Milchsäuregehalt hat, was offenbar Eisen aus den Eisengefäßen herauslösen kann (40). Die Eisenkonzentration lag bei zu 100 mg/Liter bei einem geringen Alkoholanteil (1-3 %) und es wurden üblicherweise mehrere Liter/Tag getrunken. Neuere Arbeiten legen jedoch eine genetische Ursache nahe, die zusammen mit der eisenreichen Nahrung zu AOI führt. Ein Defekt im Ferroportin könnte eine mögliche Ursache sein. In einigen Gegenden sind bis zu 10 % der Bevölkerung betroffen (40).

2.5. Porphyria cutanea tarda

Die Porphyria cutanea tarda (PCT) ist die häufigste Form der Porphyrie (Prävalenz: 1 auf 5.000-25.000). Eine PCT entsteht, wenn die Uroporphyrinogen-Decarboxylase, ein Leberenzym, das zur Hämsynthese notwendig ist, inaktiv ist (41). Die PCT umfasst eine familiäre Form mit Mutationen im UROD-Gen sowie eine erworbene Form, die Individuen mit einer nicht näher charakterisierten genetischen Prädisposition umfasst (sporadische PCT), die nach Exposition mit Hepatotoxinen aktiv werden kann. Das Ergebnis ist in jedem Fall eine Akkumulation von Porphyrinen in der Haut, die zu einer Photosensitivität und damit zu einer Schädigung der Haut führt. Es gibt bekannte erworbene Faktoren wie Alkoholkonsum, Hepatitis C-Infektion oder Östrogentherapie, die eine PCT auslösen oder verschlimmern können. Zu diesen Faktoren gehört offenbar auch Eisenüberladung (41). In einer Studie an 108 Patienten mit PCT waren 19 % homozygot für die C282Y-Mutation (42). Jeder neu entdeckte Patient mit PCT sollte deshalb auf HFE-assoziierte Hämochromatose untersucht werden. Nach eigenen Erfahrungen reagieren Patienten mit PCT im positiven Sinne sehr empfindlich auf eine Eisenentzugstherapie. Hier sollte die Erhaltungstherapie sehr strikt durchgeführt werden (Ferritin stets < 30 µg/l).

2.6. Atransferrinämie

Die hereditäre Atransferrinämie ist eine extrem seltene Krankheit (weltweit weniger als 10 Fälle bekannt), die offenbar durch verschiedene Mutationen im Transferrin-Gen (3q21) hervorgerufen wird (43). Sie ist charakterisiert durch eine mikrozytäre Anämie im frühen Kindesalter und der gleichzeitigen Entwicklung einer Eisenüberladung. Heilmeyer hat 1961 den ersten Fall beschrieben, ein 7 Jahre altes Mädchen mit schwerer hypochromer Anämie, das an Herzversagen verstarb (44). Die Autopsie erbrachte eine schwere Siderose in Herz und Leber. Nur Spuren von Transferrin im Plasma waren mit immunologischen Methoden nachweisbar, beide Elternteile wiesen die Hälfte der normalen Transferrinkonzentration auf. Eine Behandlungsmöglichkeit ist durch regelmäßige Plasmainfusionen gegeben. Als Tiermodel ist eine Hypotransferrinämie-Maus (trf[hpx]) mit schwerer Anämie, hochregulierter Eisenabsorption und Lebersiderose bekannt (45).

2.7. Acaerulosplasminämie

Caeruloplasmin (Cp) ist eine Multi-Kupfer-Ferroxidase, die den größten Anteil vom Serum-Kupfer bindet (46). Die eigentlich wichtigen Funktionen liegen aber nicht im Kupfer-, sondern im Eisenstoffwechsel. CP hat eine Funktion in der Freisetzung von Eisen aus Zellen und bei der In-

korporation von absorbiertem Eisen in Apo-Transferrin (47). Die Acaeruloplasminämie ist eine seltene autosomal rezessiv vererbte Erkrankung, die durch Mutationen im CP-Gen bedingt ist. Der Mangel von CP führt zur Eisenakkumulation in Neuronen und Astrozyten im Gehirn, in der Retina, in parenchymalen und retikuloendothelialen Zellen von Leber, Milz und Pankreas. Meist im Erwachsenenalter erkranken die Patienten an Diabetes, Ataxie und Demenz und retinaler Degeneration. Eine Aderlasstherapie ist nicht sinnvoll und verschlimmert die ebenfalls bestehende Anämie. Eine Therapie mit Deferoxamin ist beschrieben (48). Dadurch wird offenbar erhöhtes Lebereisen entfernt, nicht aber erhöhte Eisenspeicher im Gehirn. Auch scheint die Anämie durch die Desferaltherapie verstärkt zu werden.

2.8. Literatur

1. Eng SC, Taylor SL, Reyes V, Raaka S, Berger J, Kowdley KV. Hepatic iron overload in alcoholic end-stage liver disease is associated with iron deposition in other organs in the absence of HFE-1 hemochromatosis Liver Int 2005; 25(3): 513-7

2. Gordeuk VR, Mukiibi J, Hasstedt SJ, Samowitz W, Edwards CQ, West G, Ndambire S, Emmanual J, Nkanza N, Chapanduka Z, Randall M, Boone P, Romano P, Martell RW, Yamashita T, Effler P, Brittenham G. Iron overload in Afrika. Interaction between a gene and dietary iron content. N Engl J Med 1992; 326:95-100

3. Britton RS, Ferrali M, Magiera CJ, Recknagel RO, Bacon BR. Increased prooxidant action of hepatic cytosolic low-molecular-weight iron in experimental iron overload. Hepatology 1990; 11:1038-1043

4. Imlay JA, Chin SM, Linn S, Toxic DNA damage by hydrogen peroxide through the Fenton reaction in vivo and in vitro. Science 1988; 240: 640-642

5. von Recklinghausen FD. Tageblatt der 62. Versammlung Deutscher Naturforscher und Ärzte in Heidelberg, 1889; 324-325

6. Sheldon JH. Haemochromatosis, Oxford University press, London 1935

7. Simon M, Alexandre JL, Bourel M, LeMarec B, Scordia C. Heredity of idiopathic hemochromatosis: a study of 106 families. Clin Genet 1977; 11:327-341.

8. Pietrangelo A. Hereditary Hemochromatosis - A new look at an old disease. New Engl J Med 2004; 350:2383-2397

9. Powell LW. Primary iron overload. In: Brock JH, Halliday JW, Pippard MJ, Powell LW (Hrsg) Iron metabo-

lism in health and disease. Saunders, London 1994; 227-270

10. Feder JN, Gnirke A, Thomas W, Tsuchihashi Z, Ruddy DA, Basava A, Dormishian F, Domingo RJr, Ellis MC, Fullan A, Hinton LM, Jones NL, Kimmel BE, Kronmal GS, Lauer P, Lee VK, Loeb DB, Mapa FA, McClelland E, Meyer NC, Mintier GA, Moeller N, Moore T, Morikang E, Prass CE, Qiuntana L, Starnes SM, Schatzmann RC, Brunke KJ, Drauna DT, Risch NJ, Bacon BR, Wolff RK. A novel MHC class I-like gene is mutated in patients with hereditary haemochromatosis. Nature Genetics 1996; 13:399-408

11. Lebron JA, Bennett MJ, Vaughn DE, Chirino AJ, Snow PM, Mintier GA, Feder JN, Bjorkman PJ. Crystal structure of the hemochromatosis protein HFE and characterization of its interaction with transferrin receptor. Cell 1998; 93:111-123

12. Merryweather-Clarke AT, Pointon JJ, Shearman JD, Robson KJ. Global prevalence of putative haemochromatosis mutations. Journal Med. Genet 1997; 34, 275-278

13. Cullen LM, Gao X, Easteal S, Jazwinska EC. The hemochromatosis 845 G?A and 187 C?G mutations: prevalence in non-Caucasian populations. Am J Hum Genet 1998; 62:1403-1407

14. Adams PC, Reboussin DM, Barton JC, McLaren CE, Eckfeldt JH, McLaren GD, Dawkins FW, Acton RT, Harris EL, Gordeuk VR, Leiendecker-Foster C, Speechley M, Snively BM, Holup JL, Thomson E, Sholinsky P. Hemochromatosis and Iron Overload Screening (HEIRS) Study: Screening of a primary care population. New Engl J Med 2005; 352:1769-1778

15. Schumacher HR. Hemochromatosis and Arthritis. Arthritis Rheumatol 1964; 7:41-50

16. Rihl M, Kellner H. Die Arthropathie der Hereditären Hämochromatose. Z Rheumatol 2004; 63:22-29

17. Beutler E, Felitti VJ, Koziol JA, Ho JN, Gelbart T. Penetrance of 845G*A (C282Y) HFE hereditary haemochromatosis mutation in the USA. Lancet 2002; 359:211-18

18. Asberg A, Hveem K, Thorstensen K, Ellekjter E, Kannelonning K, Fjosne U, Halvorsen TB, Smethurst HB, Sagen E, Bjerve KS: Screening for hemochromatosis: high prevalence and low morbidity in an unselected population of 65,238 persons. Scand J Gastroenterol 2001; 36:1108-1115

19. Niederau C, Fischer R, Sonnenberg A, Stremmel W, Trampisch HJ, Strohmeyer G. Survival and causes of death in cirrhotic and non-cirrhotic patients with primary haemochromatosis. N Engl J Med 1985; 313:1256-1262

20. Adams PC, Deugnier Y, Moirand R, Brissot P. The relationship between iron overload, clinical symptoms,

and age in 410 patients with genetic hemochromatosis. Hepatology 1997; 25:162-6

21. Nielsen P. Gendiagnostische Möglichkeiten der hereditären Hämochromatose. In: Handbuch der Molekularen Medizin, Band 6. Monogen bedingte Erbkrankheiten. D. Ganten, K. Ruckpaul (Hrsg.) Springer-Verlag Berlin Heidelberg 2000; 455-475

22. Nielsen P. Fischer R, Engelhardt R, Dresow B, Gabbe EE. Neue Möglichkeiten in der Diagnose der hereditären Hämochromatose. Deutsches Ärzteblatt 1998; 95: A2912-2921

23. Nielsen P, Fischer R, Buggisch P, Janka-Schaub G. Effective treatment of hereditary haemochromatosis with desferrioxamine in selected cases. Brit J Haematol 2003; 123:952-953

24. Finch SC, Finch CA. Idiopathic hemochromatosis and iron storage disease. Medicine 1955; 34:381-430

25. Adams PC, Speechley M, Kertesz AE. Long-term survival analysis in hereditary hemochromatosis. Gastroenterology 1991; 101:368-372

26. Niederau C, Fischer R, Pürschel A, Stremmel W, Häussinger D, Strohmeyer G. Long-term survival in patients with hereditary hemochromatosis. Gastroenterology 1996; 110: 1107-1119

27. Kaltwasser JP, Gottschalk R, Seidl CH: Severe juvenile haemochromatosis (JH) missing HFE gene variants: implications for a second gene locus leading to iron overload. Brit J Haematol 1998; 102:1111-1122

28. Roetto A, Totaro A, Cazzola M, Cicilano M, Bosio S, D'Ascola G, Carella M, Zelante L, Kelly AL, Cox TM, Gasparini P, Camaschella C. Juvenile hemochromatosis locus maps to chromosome 1q. Am J Hum Genet. 1999; 64:1388-1393

29. Papanikolaou G, Samuels ME, Ludwig EH, MacDonald ML, Franchini PL, Dube MP, Andres L, MacFarlane J, Sakellaropoulos N, Politou M, Nemeth E, Thompson J, Risler JK, Zaborowska C, Babakaiff R, Radomski CC, Pape TD, Davidas O, Christakis J, Brissot P, Lockitch G, Ganz T, Hayden MR, Goldberg YP. Mutations in HFE2 cause iron overload in chromosome 1q-linked juvenile hemochromatosis. Nat Genet. 2004; 36:77-82

30. Roetto A, Papanikolaou G, Politou M, Alberti F, Girelli D, Christakis J, Loukopoulos D, Camaschella C. Mutant antimicrobial peptide hepcidin is associated with severe juvenile hemochromatosis. Nat Genet. 2003; 33: 21-22

31. Lee PL, Beutler E, Rao SV, Barton JC. Genetic abnormalities and juvenile hemochromatosis: mutations of the HJV gene encoding hemojuvelin. Blood 2004; 103: 4669-4671

32. Roetto A, Totaro A, Piperno A, Piga A, Longo F, Garozzo G, Cali A, De Gobbi M, Gasparini P, Camaschella

C. New mutations inactivating transferrin receptor 2 in hemochromatosis type 3. Blood 2001; 97:2555-2560

33. Nemeth E, Roetto A, Garozzo G, Ganz T, Camaschella C: Hepcidin is decreased in TFR2 hemochromatosis Blood 2005; 105:1803-1806

34. Njajou OT, Vaessen N, Joosse M, Berghuis B, Dongen JWF van, Breuning MH, Snijders PJLM, Rutten WPF, Sandkuijl LA, Oostra BA, Duijn CM van, Heutink P. A mutation in SLC11A3 gene is associated with autosomal dominant hemochromatosis. Nature Genet 2001; 28: 214-215

35. Montosi G, Donovan A, Totaro A, Garuti C, Pignatti E, Cassanelli S, Trenor CC, Gasparini P, Andrews NC, Pietrangelo A. Autosomal-dominant hemochromatosis is associated with a mutation in the ferroportin (SLC11A3) gene. J Clin Invest 2001; 108:619-623

36. Zoller H, McFarlane I, Theurl I, Stadlmann S, Nemeth E, Oxley D, Ganz T, Halsall DJ, Cox TC, Vogel W. Primary Iron Overload With Inappropriate Hepcidin Expression in V162del Ferroportin Disease. Hepatology 2005; 42:466-472

37. Whitington PF, Kelly S, Ekong UD. Neonatal hemochromatosis: Fetal liver disease leading to liver failure in the fetus and newborn. Pediatr Transplantation 2005; 9:640-645

38. Rodrigues F, Kallas M, Nash R, Cheeseman P, D'Antiga L, Rela M, Heaton ND, Mieli-Vergani G. Neonatal hemochromatosis — medical treatment vs. transplantation: the king's experience. Liver Transpl 2005; 11: 1417-24

39. Moyo VM, Mandishona E, Hasstedt SJ, Gangaidzo IT, Gomo ZAR, Khumalo H, Saungweme T, Kiire CF, Paterson AC, Bloom P, MacPhail AP, Rouault T, Gordeuk VR. Evidence of genetic transmission in African iron overload. Blood 1998; 91:1076-1082

40. Gordeuk VR African iron overload Semin Hematol. 2002; 39:263-269

41. Sampietro M, Fiorelli G, Fargion S: Iron overload in porphyria cutanea tarda. Haematologica 1999; 84:248-253

42. Chiaverini C, Halimi G, Ouzan D, Halfon P, Ortonne JP, Lacour JP: Porphyria cutanea tarda, C282Y, H63D and S65C HFE gene mutations and hepatitis C infection: a study from southern France. Dermatology 2003; 206(3):212-6

43. Beutler E, Gelbart T, Lee P, Trevino R, Fernandez MA, Fairbanks VF,. Molecular characterization of a case of atransferrinemia. Blood 2000; 96: 4071-4074

44. Heilmeyer L, Keller W, Vivell O, Keiderling W, Betke K, Wohler F, Schultze HE. Kongenitale Atransferrinaemie bei einem sieben Jahre alten Kind. Dtsch Med Wschr 1961; 86: 1745-1751

45. Craven CM, Alexander J, Eldridge M, Kushner JP, Bernstein S, Kaplan J. Tissue distribution and clearance kinetics of non-transferrin-bound iron in the hypotransferrinemic mouse: a rodent model for hemochromatosis. Proc Nat Acad Sci 1987; 84:3457-3461

46. Nittis T, Gitlin JD. The copper-iron connection: hereditary aceruloplasminemia. Semin Hematol 2002; 39: 282-289

47. Harris ZL, Durley AP, Man TK, Gitlin JD. Targeted gene disruption reveals an essential role for ceruloplasmin in cellular iron efflux. Proc Natl Acad Sci USA 1999;96:10812-10817

48. Mariani R, Arosio C, Pelucchi S, Grisoli M, Piga A, Trombini P, Piperno A: Iron chelation therapy in aceruloplasminaemia: study of a patient with a novel missense mutation. Gut 2004; 53:756-758

Klinische Krankheitsbilder mit sekundärer Eisenüberladung

3. Klinische Krankheitsbilder mit sekundärer Eisenüberladung

Unter dem Begriff der **sekundären Eisenüberladung** werden in der Literatur alle Krankheitsbilder zusammengefasst, die nicht zu den Erkrankungen mit primärer Eisenüberladung gehören (☞ Kap. 2.). Es handelt sich dabei um eine Reihe von genetisch bedingten oder erworbenen Krankheiten, die auch zu einer progressiven Organsiderose und zu erhöhten Eisenparametern im Blut führen können. Eine Übersicht ist in Tabelle 3.1 aufgeführt, wobei in der Literatur unterschiedliche Auflistungen existieren.

Sekundäre Eisenüberladungen
• *"Iron-loading anemias"* mit und ohne Transfusionen
- Thalassaemia major
- Kongenitale Dyserythropoetische Anämien (CDA)
- Sideroblastische Anämien
• Transfusionssiderosen
- Aplastische Anämien
- Diamond-Blackfan-Anämie
- Myelodysplastisches Syndrom
- Sichelzellkrankheit
• Nutritive Eisenüberladung
• Parenterale Eisenüberladung nach i.v. Eisen
• Chronische Lebererkrankungen
- Hepatitis C und B
- Alkohol-induzierte Lebererkrankung
- Dysmetabolisches Syndrom

Tab. 3.1: Einteilung der sekundären Eisenüberladungen.

In diesem Kapitel kann mit der β-Thalassämie, der Sichelzellanämie, dem myelodysplastischen Syndrom und Diamond-Blackfan-Anämie nur auf einige Beispiele für *"iron loading anaemias"* und Transfusionssiderosen eingegangen werden, bei denen eine unterschiedliche hämatologische Grundkrankheit zu einer schweren Eisenüberladung führt, die ohne eine adäquate Behandlung für den Patienten lebensbegrenzend sein kann.

3.1. "Iron-Loading Anaemias"

Im amerikanischen Sprachraum wird häufig der Begriff *"iron-loading anaemias"* verwendet, der sehr schön die Auswirkung von einigen Anämien beschreibt, die durch eine hyperplastische aber ineffektive Erythropoese charakterisiert sind. Die überschüssige Eisenspeicherung kann allein bedingt sein durch eine hochregulierte Nahrungs-Eisenabsorption, z.B. bei Patienten mit Thalassaemia intermedia, bei Patienten mit Thalassaemia major vor Beginn einer Transfusionstherapie (1), bei Patienten mit kongenitaler dyserythropoetischer Anämie (CDA), erworbener und Pyridoxin-responsiver sideroblastischer Anämie oder bei kongenitalem erythrozytären Pyruvatkinase-Mangel.

3.1.1. Thalassämien

Thalassämien bilden eine heterogene Gruppe genetisch bedingter Erkrankungen, bei denen die Bildung normalen Hämoglobins auf Grund einer defekten Synthese einer oder mehrerer Globinketten teilweise oder vollständig gestört ist (2,3).

Von der Synthesestörung können alle Polypeptidketten der Hämoglobine des Menschen

- HbA $= \alpha_2\beta_2$
- HbF $= \alpha_2\gamma_2$
- HbA$_2 = \alpha_2\delta_2$

betroffen sein. Bei meist autosomal rezessivem Erbgang gibt es heterozygote und homozygote bzw. gemischt-heterozygote Formen. Klinisch und hinsichtlich ihrer Häufigkeit besonders bedeutsam ist die β-Thalassämie.

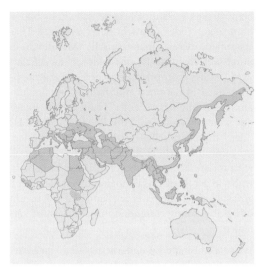

Abb. 3.1: Weltweite Verbreitung der Thalassämien (α-Form in Asien, β-Form im Mittelmeerbereich).

Der erste Name für diese Krankheit (*"Cooley's Anemia"*), die bei Kindern mit einer schweren Anämie in Verbindung mit Splenomegalie sowie charakteristischen Knochenveränderungen einhergeht, trägt den Erstbeschreibern Rechnung (4). Da anfangs alle Patienten nur aus Mittelmeerländern zu stammen schienen, bürgerte sich schnell der Name "Thalassämie" nach dem griechischen Wort für Meer (Θαλασσα) ein. Die Thalassämien gehören ähnlich wie die Hämochromatose zu den häufigsten monogenen Erbkrankheiten überhaupt. Etwa 1,67 Prozent der Weltbevölkerung sind Träger einer α- oder β-thalassämischen Mutation (☞ Abb. 3.1) (5). In Deutschland leben derzeit etwa 450-500 Patienten mit einer β-Thalassämia major und 100 Patienten mit einer β-Thalassaemia intermedia. Angesichts der derzeitigen Bevölkerungszusammensetzung ist davon auszugehen, dass etwa 150.000 Mitbürger heterozygote Träger ("Minor"-Form) einer Hämoglobinerkrankung sind. Bei den in Deutschland lebenden Migranten sind α-Thalassämien zwar weitaus seltener als β-Thalassämien, gleichwohl ist die Zahl der diagnostizierten Patienten stark steigend. Bislang sind insgesamt etwa 2.000 Patienten mit einer α-Thalassämie bekannt geworden (in der Mehrzahl Minor-Formen), darunter 180 deutschstämmige Kinder bzw. Erwachsene.

Den α-Thalassämie-Syndromen liegt eine Störung der quantitativen Synthese von α-Globinketten zugrunde. Sie kommen wie die β-Thalassämie in hoher Frequenz in den subtropischen Malaria-Endemiegebieten vor, überwiegend jedoch in der Bevölkerung Asiens, Arabiens und Afrikas, weniger häufig im Mittelmeerraum. Molekulare Ursache ist meistens eine partielle oder totale Deletion eines oder mehrerer der insgesamt vier α-Globingene, welche die α-Ketten-Produktion regulieren (normal: αα/αα, pathologisch: -α/αα bis --/--).

Im Folgenden wird nur auf die in Europa vorherrschende Form der β-Thalassämie eingegangen.

3.1.1.1. Die β-Thalassämie

3.1.1.1.1. Genetische Grundlagen und klinische Einteilung

Der molekulare Defekt besteht in einer Vielzahl unterschiedlicher Mutationen innerhalb des β-Globin-Gens, die eine partielle (β$^+$-Thalassämie) oder totale (β^0-Thalassämie) Inaktivierung eines der beiden β-Globingene hervorrufen. Die Inaktivierung der β-Globingene erfolgt am häufigsten durch Punktmutationen, von denen bisher weit über 200 verschiedene Varianten identifiziert wurden. Sie betreffen alle Schritte der Genexpression. Seltener sind Gendeletionen (3,6).

Nach klinischen Gesichtspunkten erfolgt die Einteilung in

- Thalassaemia major = i.d.R. homozygote oder gemischt-heterozygote β-Thalassämie mit Transfusionsabhängigkeit
- Thalassaemia intermedia = meist homozygote oder gemischt-heterozygote β-Thalassämie mit zusätzlichen genetischen Veränderungen, die zu einer Abmilderung der für die Thalassaemia major typischen Klinik führen (2-7).
- Thalassaemia minor = heterozygote β-Thalassämie

■ Thalassaemia major

Die Pathophysiologie der Thalassaemia major basiert auf einer schweren Imbalance der Synthese von Polypeptidketten (☞ Abb. 3.2). Neben dem Mangel an β-Ketten besteht ein Überschuss an α-Ketten, der nicht ausreichend durch die Synthese von γ-Ketten kompensiert werden kann und zu einer enorm gesteigerten Apoptose erythroider Vorläuferzellen führt (4,8,9). Verminderte Hämoglobinsynthese, intravasale Hämolyse, Sequestration der Erythrozyten in der Milz und ineffektive Erythropoese verursachen die Anämie. Die Folge ist eine stark (bis zu 30-fach!) gesteigerte, aber ineffektive medulläre und extramedulläre Erythropoese mit enormer Ausweitung der blutbildenden Markräume (5).

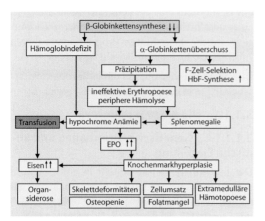

Abb. 3.2: Schematische Darstellung der pathophysiologischen Veränderungen bei der β-Thalassaemia major (Erklärung ☞ Text).

Die Thalassaemia major führt meist bereits im Verlauf des ersten Lebensjahres zu den klinischen Symptomen Blässe, Ikterus, Gedeihstörung und Hepatosplenomegalie (7). Bei unzureichender Therapie kommt es zu Wachstumsretardierungen, häufigen Infektionen und Knochendeformierungen, die u.a. zu einer charakteristischen sog. *Facies thalassaemica* (hohe Stirn, Verbreiterung der Diploe, Prominenz von Jochbein und Oberkiefer; ☞ Abb. 5.1) führen. Unter den hämatologischen Symptomen dominiert die sehr schwere, mikrozytär-hypochrome und geringgradig hämolytische Anämie mit hochgradig ineffektiver Erythropoese. Die Patienten sind lebenslang transfusionsbedürftig, unbehandelt sterben sie in der frühen Kindheit. Im Laufe der Erkrankung entwickelt sich aufgrund der parenteralen Eisenzufuhr bei regelmäßiger Transfusionstherapie sowie der wegen der gesteigerten Erythropoese erhöhten intestinalen Eisenresorption eine ausgeprägte Eisenüberladung (Hämosiderose). Zur Verhinderung siderosebedingter Organschäden ist eine Eiseneliminationstherapie erforderlich (☞ Kap. 5. bis 8.).

■ Thalassaemia intermedia

Die Thalassaemia intermedia ist eine klinische Diagnose für eine Gruppe mittelschwerer Krankheitsbilder, die ohne chronische Transfusionsbedürftigkeit verläuft. Die genetische Basis bilden homozygote oder gemischt-heterozygote β-Thalassämien, deren phänotypische Manifestation durch verschiedene Einflussfaktoren modifiziert wird (homozygote oder gemischt-heterozygote β-Globingen-Mutationen mit hohen Restaktivitäten, die Kombination einer Thalassaemia major mit einer hereditären HbF-Persistenz (HPFH) oder thalassämischen α-Globingendeletionen, und dominante β-Thalassämien). Die Diagnose wird meist nach dem zweiten Lebensjahr gestellt, wobei in der Regel ein Hämoglobinwert von über 8 g/dl aufrechterhalten werden kann und Wachstum und Entwicklung zumindest initial ungestört verlaufen.

Weitere klinische Besonderheiten der Thalassaemia intermedia sind ein infolge der exzessiven Erythropoese entstehender Folsäuremangel (→ Substitutionstherapie), die Entstehung von Gallensteinen infolge der Hämolyse (→ Cholezystektomie), bei erwachsenen Patienten die Entwicklung von Unterschenkel-Ulzera sowie eine erhöhte Thromboseneigung, die u.a. auf eine prokoagulatorische Aktivität der geschädigten Erythrozyten zurückgeführt werden. Darüber hinaus kann es zur Entstehung von Pseudo-Tumoren extramedullärer Blutbildung kommen, die bevorzugt paravertebral gelegen sind und zu bedrohlichen neurologischen Komplikationen führen können (☞ Abb. 3.3) (10, 11).

Bei Auftreten von Komplikationen infolge der stark gesteigerten, jedoch ineffektiven Erythropoese ist im Einzelfall eine Indikation zur Transfusionstherapie gegeben, wobei die klinische Situation und nicht der gemessene Hämoglobinwert entscheidend ist (12). Auch Patienten ohne Transfusionstherapie entwickeln aufgrund der gesteigerten intestinalen Eisenresorption im Krankheitsverlauf eine zumindest intermittierend therapiepflichtige Hämosiderose.

■ Thalassaemia minor

Patienten mit einer Thalassaemia minor haben in der Regel bei nur geringgradig erniedrigtem oder normalen Hämoglobingehalt keine klinischen Symptome. Ein zusätzlicher Eisenmangel (bei etwa 10 % der Kinder heterozygoter β-Thalassämie, die wegen einer Anämie bzw. hypochromen Anämie untersucht werden) kann zu einer ausgeprägten Anämie führen und muss dann wie bei

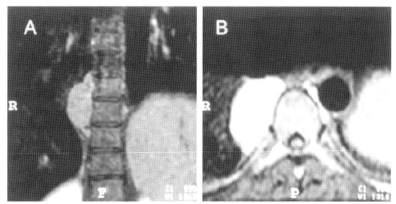

Abb. 3.3: T1-gewichtete koronare MR-Darstellung nach Gadolinium-Injektion (**A**) und transverse Fett-gesättige Darstellung nach Gadolinium-Injektion (**B**). Darstellung einer solitären rechts paravertebral, scharf abgegrenzt gelegenen Raumforderung in Höhe BWK 9/10, die sich aufgrund der extramedullären Blutbildung nach Gadolinium-Gabe iso- bis hyperintens präsentiert (aus 11, mit Genehmigung des Springer-Verlages).

sonstigen Eisenmangelanämien behandelt werden.

3.1.1.1.2. Behandlung der Thalassaemia major

Eine kurative Therapiemöglichkeit besteht in der hämatopoetischen Stammzelltransplantation. Bei HLA-identischen Geschwistern gilt diese bei Patienten mit Thalassaemia major als Therapie der Wahl. Die in den letzten Jahren publizierten Daten für eine Stammzelltransplantation von einem nicht verwandten, HLA-identischen Fremdspender geben Anlass zu der Hoffnung, dass diese für Patienten ohne HLA-identische Geschwister künftig zu einer gleichwertigen Therapieoption werden kann (4, 13).

Die symptomatische Behandlung der Thalassaemia major beinhaltet eine regelmäßige Transfusionstherapie in Kombination mit einer Chelattherapie zur Verhinderung einer bedrohlichen Eisenüberladung des Organismus (☞ Kap. 5. bis 8.).

3.1.1.1.3. Siderosebedingte Organschäden bei Thalassaemia major

> Ohne effektive Chelattherapie ist eine progressive Hämosiderose unausweichliche Folge der Erkrankung, verursacht durch die hohe intestinale Eisenresorption und die Eisenzufuhr mit den Transfusionen.

Durch die Transfusionstherapie gelingt es, die Anämie zu korrigieren und damit die Masse des hämatopoetischen Markes zu reduzieren, sodass die exzessiv stimulierte, aber frustrane Eisenabsorption wieder herunterreguliert wird. Mit jeder Einheit transfundierten Erythrozytenkonzentrates werden dem Körper etwa 200 mg Eisen zugeführt, die durchschnittliche tägliche Eisenzufuhr eines regelmäßig transfundierten Thalassämiepatienten beträgt damit etwa 0,4-0,6 mg/kg. Bei einem 12-jährigen Patienten unter regelmäßiger Transfusionstherapie kommt es so zur Akkumulation von mehr als 55 g Eisen in Geweben, die normalerweise insgesamt ca. 2 g Eisen enthalten (14). Unter den Bedingungen einer regulär geführten Transfusionstherapie ist mit einer Organschädigung ab einer zugeführten Menge von 500 g Erythrozyten/kg – das entspricht etwa 500 mg Eisen/kg – zu rechnen (15). Durch eine Chelattherapie wird das Maß der Eisenüberladung deutlich reduziert und meist konstant gehalten. Trotzdem bleibt auch bei optimaler Therapie eine gewisse Restsiderose erhalten, die in Abhängigkeit von ihrem Ausmaß zu den typischen eisenbedingten Organschäden (☞ Abb. 3.4) führen kann.

■ Myokardsiderose

Herzerkrankungen stellen in der medizinischen Betreuung von Patienten mit Thalassaemia major nach wie vor die größten Probleme dar und sind auch deren häufigste Todesursache. Mehr als zwei Drittel der Todesfälle einer Kohortenstudie aus sieben italienischen Zentren waren entweder auf Herzversagen (60,8 %) oder eine Arrhythmie (6,8 %) zurückzuführen. In einer deutschen Studie waren 40 % der Patienten im Alter von mehr als 21

Jahren von einer Herzerkrankung betroffen (☞ Abb. 3.4) (16). Eine Ursache für Herzerkrankungen sind Probleme im Zusammenhang mit der Therapiecompliance, jedoch treten leider auch bei Patienten mit scheinbar guter Therapieeinstellung, z.B. unter DFO-Therapie, in bis zu 7 % kardiale Erkrankungen auf (17).

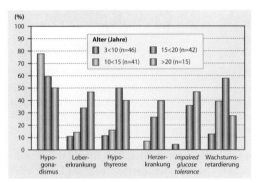

Abb. 3.4: Häufigkeit siderosebedingter Organerkrankungen bei in Deutschland lebenden Patienten mit Thalassaemia major (modif. nach 11).

Arrhythmien und Erregungsleitungsstörungen treten häufig als erstes Symptom bei siderosebedingter Herzschädigung auf. Neben isolierten ventrikulären und supraventrikulären Extrasystolen werden auch komplexere Rhythmusstörungen wie AV-Blöcke I.-II. Grades, supraventrikuläre und ventrikuläre Tachykardien sowie Vorhofflattern beobachtet. Eine antiarrhythmische Therapie ist in lebensbedrohlichen Verläufen notwendig, kann aber in einigen Fällen eine Verschlimmerung der Arrhythmie zur Folge haben (18).

Der Herzinsuffizienz liegt eine Kardiomyopathie zugrunde, die sich als Myokardhypertrophie oder Ventrikeldilatation manifestiert. Dabei geht die Störung der diastolischen Ventrikelfunktion meist der der systolischen voraus. Während die Ruhefunktion des Herzens sehr lange erhalten zu bleiben scheint, lässt sich unter körperlicher oder pharmakologischer Belastung (z.B. Ejektionsfraktion im Kardio-MRT) oft schon im Frühstadium eine Störung der Myokardfunktion erkennen. Die Echokardiographie weist oft erst bei Auftreten erster Symptome der Herzinsuffizienz pathologische Befunde auf.

In den letzten Jahren haben sich durch Einführung neuer Diagnostikverfahren (T2*-MRT) zunehmend Hinweise darauf ergeben, dass bei einigen

Patienten eine deutliche Dissoziation zwischen kardialer und hepatischer Eisenüberladung besteht (19,20). Da in der Vergangenheit die Steuerung der Chelattherapie entscheidend von der Leber-Eisenkonzentration abhing, könnte diese Dissoziation erklären, warum auch scheinbar gut chelierte Patienten an teilweise fatalen Herzerkrankungen litten. Die T2*-MRT-Untersuchung weist auch prospektiv eine gute Korrelation mit kardialen Funktionsparametern auf. Eine Stratifizierung bzgl. des Risikos, eine Herzinsuffizienz zu entwickeln erscheint anhand definierter T2*-MRT-Werte möglich (21). In ersten auch randomisierten Studien mit verschiedenen Chelatbildnern erscheint diese Methode als geeignet, zumindest über einen Zeitraum von mehreren Monaten bis einigen Jahren, die Effektivität dieser Chelatbildner bzgl. der Entfernung myokardialen Eisens zu beurteilen (20, 22).

Bei der Behandlung der Herzinsuffizienz bei Thalassämiepatienten sollten einige Besonderheiten beachtet werden. Eine wichtige Rolle in der Therapie spielen ACE-Hemmer, die unter Beachtung der Blutdruckwerte dosiert werden. Für die Behandlung mit Digoxin gilt, dass andere Erkrankungen wie Hypothyreose oder Hypoparathyreodimus ebenso wie die Gefahr der Arrhythmien bei Thalassämiepatienten beachtet werden müssen. Eine suffiziente Überwachung der optimalen Serumspiegel sowie der Serumelektrolyte ist notwendig. Bei der Gabe von Diuretika sollten vor allem Kalium-sparende Diuretika zur Anwendung kommen (18).

Neben der symptomatischen Therapie ist vor allem in der Frühphase der Entstehung einer siderosebedingten Kardiomyopathie die Intensivierung der Chelattherapie durch die Wahl eines anderen Chelators, eines anderen Applikationsmodus, der Wahl einer höheren Dosis oder einer Kombination von verschiedenen Chelatoren von Bedeutung (vergl. Kap. 7. bis 9.).

Eine besondere Problematik ergibt sich bei Patienten mit einer Myokardsiderose, die an einer Myokarditis erkranken. In einer Studie mit 47 an einer Myokarditis erkrankten Thalassämiepatienten verstarben 22 Patienten an akutem Herzversagen, ventrikulärer Tachykardie oder chronischem Herzversagen innerhalb der ersten Jahre nach Manifestation der Myokarditis (23). Insbesondere für diese Patientengruppe mit schwerer lebensbedrohlicher Herzinsuffizienz stellt sich die Frage nach der Indikation für eine Herztransplantation und deren Durchführbarkeit. Bislang liegen nur wenige Einzelberichte vor, die allerdings die prinzipielle Möglichkeit belegen (24, 25). Sicher ist sowohl hinsichtlich der Durchführbarkeit als auch bzgl. der Prognose die Frage weiterer Sideroseschäden (v.a. der Leber) von besonderer Bedeutung.

■ Hepatopathie

Siderosebedingte Lebererkrankungen werden bei Thalassämiepatienten häufig (20-50 % der Patienten) dokumentiert, wobei die Definition "Lebererkrankung" unterschiedlich erfolgt (16,26,27). Eine Zirrhose wird je nach untersuchtem Patientenkollektiv in bis zu 10 % der Patienten diagnostiziert (26, 27). Vor allem in früheren Jahren stellte die Leberzirrhose eine relevante Todesursache für Patienten mit einer β-Thalassämie dar (28). Die Bedeutung der siderosebedingten Hepatopathie ergibt sich auch aus der Rolle der Leber z.B. in der IGF-1-Synthese (→ Wachstumsstörung), bei Entstehung eines Diabetes mellitus infolge einer erhöhten Insulinresistenz oder im Zusammenhang mit einem erhöhten Thrombophilierisiko z.B. infolge von Protein C- oder -S-Mangel. Außerdem stellt das Ausmaß der Leberschädigung (Hepatomegalie, Fibrose) einen prognostisch sehr wichtigen Parameter für die Prognosebeurteilung bei einer allogenen Stammzelltransplantation dar (29).

Die Leberfibrose korreliert in ihrer Ausprägung sehr gut mit dem Leber-Eisengehalt und ist vor allem in frühen Stadien durch eine adäquate Chelattherapie reversibel (30). Das Risiko der Entwicklung einer Leberfibrose steigt erheblich, wenn zusätzlich eine chronische Hepatitis C vorliegt. So beträgt die Wahrscheinlichkeit des 10-Jahre-Fibrose-freien Überlebens bei Patienten mit erheblicher Eisenüberladung und HCV-Negativität 40-50 %. Dagegen weisen ca. 80 % der anti-HCV-positiven Patienten nach 10 Jahren eine Leberfibrose auf (31). Die Prävalenz der HCV-Seropositivität bei Patienten mit Thalassaemia major liegt in Abhängigkeit von dem untersuchten Patientenkollektiv und von der regionalen Herkunft zwischen unter 20 % (Deutschland 22 %) bis hin zu 90 % (16, 26, 27).

■ Endokrine Störungen

▶ 1. Wachstumsstörungen

Unter adäquater Transfusions- und Chelattherapie ist das präpubertäre Wachstum von Patienten mit Thalassämie etwa bis zum 10. Lebensjahr normal. Danach kommt es bei vielen Patienten zu einer Wachstumsverzögerung, insgesamt ist etwa ein Drittel der Patienten von einer Wachstumsstörung betroffen (16, 32). Die verzögerte oder ausbleibende Pubertät trägt zu der Wachstumsverzögerung entscheidend bei. Bei vielen Patienten kann ein partieller Wachstumshormonmangel festgestellt werden, auch niedrige IGF-1-Werte, offenbar infolge mangelnder Lebersyntheseleistung, sind teilweise zu finden. Neben Siderose-assoziierten Ursachen können auch Skelettschäden infolge der Chelattherapie zu einem dysproportionierten Minderwuchs beitragen (32-34).

Neben der guten Dokumentation des Wachstums während der gesamten Kindheit und Adoleszenz sollten ab dem 10. Lebensjahr jährliche IGF-1 und IGFBP3-Bestimmung sowie eine Untersuchung des Knochenalters erfolgen. Bei Wachstumsverzögerung (Größe < 3. Perzentile) sind diese Untersuchungen entsprechend früher indiziert. Bei auffälligen Befunden schließen sich STH-Stimulationstests (Argininstimulation, Insulinhypoglykämie) an. Wichtig sind darüber hinaus die Überprüfung der Dosis bei einer Chelattherapie mit Deferoxamin ("therapeutischer Index") sowie die Untersuchung bezüglich anderer, potentiell zur Wachstumstörung beitragender Störungen (Hypothyreose, Hypogonadismus, Glukoseintoleranz, Hepatopathie, Zöliakie).

Einige Patienten können möglicherweise von einer Wachstumshormontherapie profitieren. Es handelt sich hierbei jedoch primär um einen experimentellen Therapieansatz. Vor Beginn einer solchen Therapie sollte der Anstieg von IGF-1 nach Wachstumhormongabe nachgewiesen werden, um eine eventuell unwirksame Therapie zu vermeiden. Die Dosis orientiert sich an den Richtlinien für die Therapie bei Wachstumshormonmangel anderer Ursache (12 IE/m^2 KOF je Woche, Dosiserhöhung während der Pubertät) (32,35).

Die rechtzeitige Induktion der ausbleibenden Pubertät durch Hormonsubstitutionstherapie kann zu einer Wachstumsbeschleunigung beitragen (34). Allerdings besteht wegen der Gefahr des raschen Epiphysenschlusses hierbei die Notwendigkeit der genauen Überprüfung der Indikationsstellung.

▶ 2. Hypogonadismus

Der Hypogonadismus stellt die häufigste endokrine Störung bei Patienten mit Thalassämie dar. Etwa die Hälfte der Patienten (30-60 %) sind davon betroffen (16, 26, 28, 32). Das Spektrum reicht vom verzögerten Pubertätsbeginn über eine ausbleibende bzw. unvollständige Pubertät bis zur sekundären Amenorrhoe bzw. sekundären Hypo-/Azoospermie (☞ Tab. 3.2). Ursache ist meist ein Ausfall der Hypothalamus-Hypophysen-Gonadenachse infolge einer Siderose des Hypophysenvorderlappens, da dieser gegenüber siderosebedingten, durch Radikale induzierten Schädigungen sehr empfindlich ist (36). Aber auch die siderotische Schädigung der Gonaden selbst kann ursächlich zu der Entwicklung eines Hypogonadismus beitragen (36). Verschiedene Untersuchungen verweisen auf einen Zusammenhang zwischen rechtzeitigem Beginn sowie zuverlässiger Durchführung der Chelattherapie und Ausmaß des Hypogonadismus (32,36,37). Allerdings können auch einzelne Patienten mit scheinbar guter Chelattherapie einen Hypogonadismus entwickeln (38).

Zur frühzeitigen Diagnostik sind die jährliche Bestimmung der Gonadotropine, von Estradiol, Prolaktin, Testosteron und SHBG für alle Patienten ab dem 10. Lebensjahr, sowie bei klinischen oder laborchemischen Auffälligkeiten ein LH-RH-Test, bei Jungen ggf. gefolgt von einem HCG-Stimulationstest, zu empfehlen. Für die Entscheidung zur Behandlung ist die Beurteilung des Wachstums und des Knochenalters notwendig. Eine Hypothyreose muss ausgeschlossen bzw. behandelt werden. Vor einem Knochenalter von 11 (Mädchen) bzw. 13 Jahren (Jungen) sollte noch nicht mit einer Substitutionstherapie begonnen werden (32).

Bei positivem HCG-Stimulationstest kann bei männlichen Patienten eine subkutane Therapie mit HCG (z.B. Predalon®) durchgeführt werden. Die Dosissteuerung erfolgt anhand der Serumtestosteronwerte sowie des klinischen Erfolges. Der Vorteil dieser vom Patienten selbst durchführbaren Therapie besteht in der Stimulierung des Hodenwachstums durch HCG. Bei Fertilitäts-

wunsch ist die zusätzliche Gabe von HMG i.m. notwendig. Bei negativem HCG-Stimulationstest erfolgt eine Substitution von Testosteron in Form einer intramuskulären Injektionstherapie oder einer transdermalen Applikation (32, 36).

Bei Mädchen mit ausbleibender Pubertät wird in der Regel mit einer Therapie mit Östradiol in steigender Dosis begonnen, später erfolgt der Zusatz eines Gestagens. Die Geschwindigkeit der Dosissteigerung sollte in Abhängigkeit vom Alter der Patientin variiert werden. Auf das erhöhte Thromboserisiko ist besondere Aufmerksamkeit zu richten, vor allem in Anbetracht möglicher Gerinnungsstörungen im Zusammenhang mit der Hämosiderose. Dies gilt insbesondere für Patientinnen, die mit einem zentralvenösen Katheter versorgt sind.

Bei Jungen und Mädchen sollte etwa 6 Monate nach Beginn einer Pubertäts-induzierenden Therapie eine Reevaluation des Hormonstatus erfolgen, bevor die Therapie bei entsprechender Notwendigkeit fortgesetzt wird.

Hypogonadimus bei Patienten mit Thalassaemia major	
Ausbleibende Pubertät	
männliche Patienten	51 % ($n_{ges.}$=549)
weibliche Patienten	47 % ($n_{ges.}$=510)
Unvollständige Pubertät	
männliche Patienten	15,7 %
weibliche Patienten	12,6 %
Sekundäre Amenorrhoe	23 %
Oligomenorrhoe	11,6 %

Tab. 3.2: Formen und Häufigkeit des Hypogonadimus bei Patienten mit Thalassaemia major.

▶ 3. Gestörte Glukosetoleranz und Diabetes mellitus

Ein sekundärer Diabetes mellitus entsteht bei etwa 5-10 % der Patienten, zumeist manifestiert er sich in der zweiten Lebensdekade (16, 26, 28). Der Manifestation des Diabetes geht in der Regel eine längere Phase mit erhöhter Insulinresistenz und reaktiv vermehrter Insulinsekretion voraus (39, 40). Zusätzlich zu der dadurch bedingten sekundären Pankreasinsuffizienz trägt als akzelerierender Faktor eine toxische Schädigung der pankreatischen Inselzellen durch die Hämosiderose zur Entwicklung des Diabetes mellitus bei. Es besteht eine klare Beziehung zwischen der Störung der Glukosetoleranz und Parametern der Eisenüberladung (Serum-Ferritin, Leber-Eisen, Transfusionsmenge). Bei Patienten mit einer schlecht durchgeführten Chelattherapie sind Störungen der Glukosetoleranz durch eine Intensivierung der Chelattherapie häufig zumindest teilweise reversibel. Daher muss bei pathologischen Befunden initial immer die Effektivität der Chelattherapie überprüft werden (32).

Jährliche Kontrollen des Nüchternblutzuckers, nach dem 10. Lebensjahr ergänzt durch jährlich durchzuführende orale Glukostoleranztests, sind zu empfehlen. Bei der initialen Diagnostik, aber auch beim eventuellen Therapiemonitoring ist zu beachten, dass die HbA_{1C}-Werte durch die Transfusionstherapie beeinflusst werden.

Bei noch erheblicher Restsekretion des Pankreas erfolgt die Therapie des Diabetes bei Thalassämie zunächst diätetisch, ggf. unterstützt durch Maßnahmen zur Gewichtsreduktion, bei entsprechender Notwendigkeit durch zusätzliche Gabe oraler Antidiabetika (Sulfonylharnstoffderivate, Acarbose). Sind mit dieser Therapie keine akzeptablen Blutzuckerwerte zu erreichen, ist eine Insulintherapie zu beginnen. Eine frühzeitige Therapie mit Acarbose bei Patienten mit Hyperinsulinismus, aber noch normaler Glukosetoleranz kann den weiteren Verlauf möglicherweise positiv beeinflussen (41).

▶ 4. Hypothyreose

Die Entwicklung einer Hypothyreose unterschiedlichen Ausmaßes wird bei bis zu 25 % der Patienten mit Thalassaemia major beobachtet. Die Angaben zur Häufigkeit schwanken in Abhängigkeit vom Ausmaß der Dysfunktion, dem Alter der untersuchten Patienten sowie der verwendeten Therapieprotokolle (13, 16, 26, 28). Berücksichtigt man alle Schweregrade, so weist etwa je ein Drittel der Patienten eine subklinische (pathologischer TRH-Test), eine kompensierte (erhöhtes TSH, normales Thyroxin) oder eine dekompensierte Hypothyreose auf.

Es handelt sich in der Regel um eine primäre Hypothyreose bei Siderose der Schilddrüse, eventuell besteht eine zusätzliche hypophysäre Komponente (Hypersensitivität der Hypothalamus-Hypophysen-Achse). Es besteht keine klare Korrelation mit dem Serum-Ferritin oder der Transfusionsmenge, wohl aber mit der Erhöhung der Lebertransaminasen.

Behandlungsbedürftig im Sinne einer Substitutionstherapie sind sowohl die kompensierte als auch die dekompensierte Hypothyreose. Bei erhöhtem T_3, niedrigem T_4 und erhöhtem TSH ist eine Jodmangelstruma auszuschließen.

▶ 5. Hypoparathyreoidismus

Die Häufigkeit des Hypoparathyreoidismus bei Patienten mit Thalassämie wird mit etwa 2-8 % angegeben, wobei in den letzten Jahren eine abnehmende Inzidenz zu beobachten ist (12,16,26). Symptome sind selten, können aber in einzelnen Fällen lebensbedrohlich sein (42). Häufig liegen gleichzeitig Sideroseschäden anderer Organe vor. Die Therapie erfolgt mit Calcitriol.

▶ 6. Osteopenie/Osteoporose/Osteopathie

Mit der zunehmenden Lebenserwartung von Patienten mit Thalassaemia major sind in den letzten Jahren neue Probleme in den Mittelpunkt der Aufmerksamkeit getreten, die die Morbidität der Patienten entscheidend beeinflussen. Dazu gehören die Knochenerkrankungen. Das Spektrum reicht von nur bei gezielter Untersuchung feststellbaren Veränderungen über pathologische Frakturen bis hin zu schweren schmerzhaften Erkrankungen. In einer Untersuchung an 82 Patienten im Alter von 12-43 Jahren wiesen 42 eine schwergradige, weitere 37 Patienten eine gering- bis mäßiggradige Reduktion der Knochenmasse auf (43).

Eine Reihe von pathogenetischen Faktoren trägt zur Entstehung der Knochenerkrankungen bei. Dazu gehören die Anämie und die damit verbundene Knochenmarkexpansion bei unregelmäßig transfundierten Patienten (vor allem bei Thalassaemia intermedia), genetische Faktoren wie z.B. Polymorphismen im COLIA1-Gen (44), vor allem aber der oben beschriebene Hypogonadismus. Andere Faktoren sind eine Eisenüberladung im Knochen, aber auch mögliche Schädigungen durch Deferoxamin (chondrodystrophische Läsionen), IGF-1-Synthesestörungen, Hypoparathyreoidismus, Diabetes mellitus und Hypothyreose (45, 46).

Wegen der langfristigen Bedeutung dieser Erkrankungen und wegen der Erfahrung, dass eine frühzeitige Behandlung für den Behandlungserfolg insgesamt bedeutsam ist, sollten Patienten ab dem 10.

Lebensjahr vor allem bei Präsenz eines Hypogonadismus jährlich einer Knochendichtemessung (DEXA) unterzogen werden.

Die Behandlung der Osteopenie erfolgt durch Kalzium- und Vitamin D-Supplementation. Bei Osteoporose ist der Einsatz von Biphosphonaten zu erwägen, bisherige Studien zeigen einen deutlich Rückgang der Veränderungen sowohl die Knochendichte als auch Parameter des Knochenstoffwechsels betreffend (45, 46). Vor allem bei unregelmäßig transfundierten Patienten (Thalassaemia intermedia) ist das Transfusionsschema zu überdenken oder aber eine experimentelle Therapie mit Hydroxyharnstoff zu erwägen (47).

3.1.1.1.4. Betreuung von Patientinnen mit Thalassaemia major in der Schwangerschaft

Eine Schwangerschaft ist bei Thalassämiepatientinnen nach wie vor eine Seltenheit, systematische Daten hierzu sind nicht verfügbar. Beispielhaft seien die Daten von zwei Übersichtsarbeiten erwähnt. Eine Publikation von Aessopos et al. aus dem Jahr 1999 berichtete über 22 spontan (nicht durch Induktionstherapie) entstandene Schwangerschaften (1x Gemini) bei 19 Frauen mit β-Thalassämie, die 21 gesunde Kinder zur Welt brachten (48). Jensen et al. erfassten 1995 13 Schwangerschaften (1x Gemini) bei 11 Frauen, 9 davon spontan, 4 nach einer Induktionsbehandlung, 14 gesunde Kinder wurden geboren (49).

Die Transfusionstherapie wird während der Schwangerschaft in der Regel in gleichen Abständen bei allerdings steigendem Transfusionsbedarf fortgeführt. In der Richtlinie der *Thalassaemia International Federation* wird empfohlen, den Hb-Gehalt nicht unter 10 g/dl sinken zu lassen.

Keiner der bekannten Chelatbildner ist für die Behandlung in der Schwangerschaft zugelassen. Nach Bekanntwerden der Schwangerschaft sollte jegliche Chelattherapie wegen der potenziellen Teratogenität der Medikamente zunächst unterbrochen werden. Patientinnen, die mit Deferipron behandelt werden, wird empfohlen, bei Kinderwunsch auf Deferoxamin zu wechseln. Überwiegend wird von erfahrenen Hämatologen die Meinung vertreten, dass eine Deferoxamin-Behandlung (20-30 mg/kg/d) ab dem zweiten Trimenon möglich ist. Es gibt zumindest keine Berichte über dadurch verursachte Schäden bei Patientinnen,

die so behandelt wurden bzw. bei ihren Kindern. Andere Kollegen verzichten während der Schwangerschaft auf die Chelattherapie und heben hervor, dass die Siderose in dieser Zeit eindrucksvollerweise weniger stark zunimmt als bei Patientinnen ohne Chelattherapie außerhalb der Schwangerschaft. Es gibt keinerlei kontrollierte Daten zu diesem Thema. In der Stillzeit ist eine Therapie mit Deferoxamin (nicht mit Deferipron oder Deferasirox) möglich, da davon auszugehen ist, dass Deferoxamin nicht über die Muttermilch übertragen wird.

Von besonderer Bedeutung bei der Betreuung schwangerer Thalassämiepatientinnen ist die Berücksichtigung siderosebedingter Organschäden, vor allem der Herzinsuffizienz und der Glukosetoleranzstörung. Engmaschige echokardiographische und endokrinologische (OGTT) Kontrollen vor allem im zweiten und dritten Trimenon sind notwendig.

3.1.1.1.5. Eisenüberladung bei Thalassaemia intermedia

Auch bei der Thalassaemia intermedia, die ja dadurch gekennzeichnet ist, dass kein Bedarf einer regelmäßigen Transfusionstherapie besteht, kommt es durch die in Verbindung mit der exzessiv gesteigerten Erythropoese enorm vermehrten Resorption von Eisen aus dem Intestinum zu einer pathologisch bedeutsamen Eisenüberladung. Eisenbilanzuntersuchungen ergaben eine jährliche Eisenbeladung für erwachsene Patienten mit Thalassaemia intermedia von 2-5 g (50). Die durch eine unbehandelte Siderose bei Patienten mit Thalassaemia intermedia zu beobachtenden Probleme entsprechen im Wesentlichen den auch bei Patienten mit Thalassaemia major oder anderen Patienten mit Eisenüberladung beobachteten, wenn auch in insgesamt geringerer Häufigkeit (12,51). Im Vergleich zur Thalassaemia major weist die Eisenüberladung bei der Thalassaemia intermedia einige Besonderheiten auf. So sind häufig im Verhältnis zur Leber-Eisenkonzentration inadäquat niedrig erscheinende Ferritinwerte festzustellen (52). Daraus ergibt sich die Notwendigkeit regelmäßiger Untersuchungen der Leber-Eisenkonzentration vor allem bei erwachsenen Patienten, um so frühzeitig eine bedrohliche Siderose erkennen und behandeln zu können. Dies ist u.a. auch vor dem Hintergrund von Bedeutung, dass die bei der Thalassaemia intermedia im Gegensatz zur Thalassaemia major sich primär hepatozellulär manifestierende Siderose (bei Thalassaemia major primär Speicherung in Zellen des RES) ein erhöhtes Risiko der Entwicklung einer Fibrose birgt. Hervorzuheben ist außerdem, dass das Ausmaß der Siderose nach einer Splenektomie deutlich anzusteigen scheint (53). Bei den kardialen Störungen sind im Gegensatz zur Thalassaemia major Störungen der Rechtsherzfunktion im Zusammenhang mit einer pulmonalen Hypertension führend (54). Ein hohes linksventrikuläres Auswurfvolumen in Reaktion auf eine chronische Gewebshypoxie sowie ein erhöhter pulmonaler Gefäßwiderstand sind dabei wichtige pathogenetische Faktoren. Bezüglich der Knochenerkrankungen (☞ Thalassaemia major) ist bei der Thalassaemia intermedia die besondere Rolle der Knochenmarkexpansion hervorzuheben, für deren Behandlung der Einsatz von Hydroxyharnstoff erwogen werden sollte. Generell weisen nahezu alle Patienten mit Thalassaemia intermedia eine Osteopenie/Osteoporose auf, die wie oben dargestellt behandelt werden muss.

Die Eiseneliminationstherapie erfolgt meist in Form einer unterschiedlich gestalteten Intervalltherapie, seltener als Dauertherapie analog zu der bei Thalassaemia major. Generell ist hierbei ein sorgfältiges Abwägen und Prüfen hinsichtlich des Verhältnisses von Eisenüberladung und Therapieintensität besonders bedeutsam, um Überchelierungen mit entsprechenden Nebenwirkungsrisiken zu verhindern.

3.2. Transfusionssiderosen

Als Beispiele für Krankheiten mit Eisenüberladung, die vorwiegend durch eine chronische Transfusionstherapie bedingt sind, werden im folgenden drei sehr unterschiedliche Krankheiten besprochen.

3.2.1. Diamond-Blackfan-Anämie

Die Diamond-Blackfan-Anämie (DBA) ist eine seltene, kongenitale hypoplastische Erythroblastopenie. 1 bis 7 Fälle treten bei 1.000.000 Geburten auf (55-58). Es gibt keine ethnischen Unterschiede der Häufigkeit und beide Geschlechter sind etwa gleich betroffen. Einige Kinder mit DBA (10-40 %) zeigen physische Auffälligkeiten, wie z.B. einen verkürzten oder auch einen triphalangealen (= Aase-Syndrom) Daumen (☞ Tab. 3.3). Viele Kinder sind klein, entwickeln sich aber ansonsten normal. Der Defekt der Erythropoese wird meist im Alter zwischen 3-12 Monaten erkennbar. Die Diagnose wird anhand von Blut- und Knochenmarksausstrichen gestellt, bei dem die normochrome, makrozytäre Anämie sowie das Fehlen von erythropoetischen Vorläuferzellen bei ansonsten normaler Zellentwicklung offensichtlich werden. Andere bekannte Formen einer aplastischen Anämie müssen ausgeschlossen werden. Die Adenosin-Deaminase-Aktivität (eADA) in den Erythrozyten sowie der HbF-Anteil sind meist gesteigert.

Veränderung	Häufigkeit
Kopf (Mikro- oder Makrocephalus, flache Nase)	21 %
Augen (Hypertelorismus, Epicanthus)	12 %
Nacken	4 %
Daumen (Hypoplasie, triphalangealer Daumen)	9 %
Nieren	7 %
Herz	7 %
Knochen	9 %
Andere	7 %
Wenigstens eine Veränderung	40 %

Tab. 3.3: Physische Veränderungen bei Kindern mit Diamond-Blackfan-Anämie.

12-25 % der Patienten haben eine familiäre Geschichte von DBA. Der genaue Defekt im Knochenmark ist nicht bekannt, er muss aber in der frühen Phase der Entwicklung der roten Reihe liegen. Ca. 25 % der familiären, aber auch der sporadischen Fälle haben eine heterozygote Mutation im Gen (19q13.2) für das *"ribosomal protein 19"* (RPS19), das zur 40S-Ribosomenuntereinheit gehört (59). "Linkage"-Analysen von DBA-Familien legen weitere veränderte Genorte nahe, z.B. 8p (8p23.3-p22) sowie 1q31 (58).

Die Behandlung der DBA besteht zunächst in einem Steroidtherapieversuch ab dem 2. Lebensjahr (initial Prednison/Prednisolon 2 mg/kg/d, die eventuell notwendige Erhaltungsdosis individuell unterschiedlich, in der Langzeitanwendung jedoch höchstens 0,5 mg/kg/d). In einer großen Studie an 222 Patienten aus Frankreich und Deutschland zeigten 63 % der Patienten ein initiales Ansprechen mit Anstieg von Retikulozyten und Erythrozyten nach 2-4 Wochen Steroidtherapie (61). In dieser Gruppe kam es bei 19 % der Patienten zu einer Remission, die ohne weitere Therapie anhielt. 33 % blieben steroidabhängig, 10 % wurden resistent gegen Prednisolon. Bei den 37 % der Patienten, die anfangs nicht auf Kortison ansprachen, bestand eine lebenslange Transfusionspflichtigkeit. Nur in Einzelfällen wurde ein Ansprechen auf sehr hoch dosierte Steroidgaben (z.B. Methylprednisolon-"Megadosen") sowie Androgene, Metoclopramid oder Interleukin-3 beobachtet. Bei Patienten mit chronischer Transfusionspflichtigkeit sollte in der Familie nach einem HLA-kompatiblen Stammzellspender gesucht werden, um ggf. möglichst frühzeitig (idealerweise im Alter von 2-3 Jahren) eine Knochenmarkstammzelltransplantation durchführen zu können. Seit 1987 wurden in Deutschland 22 Knochenmarktransplantation bei DBA durchgeführt. Während eines medianen Beobachtungszeitraums von 5,9 Jahren (0,8-15,5 Jahren) überlebten 19 von 22 Patienten (62).

Bei DBA besteht im Rahmen der Grunderkrankung ein relativ hohes Risiko, im Erwachsenenalter eine maligne Erkrankung zu entwickeln. Das kumulative Risiko für eine AML im Alter von 30-40 Jahren beträgt 23 % (63). Auch solide Tumore kommen im Vergleich zur Normalbevölkerung gehäufter vor. Therapiebedingte Komplikationen, die auch lebensbegrenzend sein können, ergeben sich durch die progressive Siderose bei dauertransfundierten Patienten.

Abb. 3.5 zeigt die Leber-Eisenkonzentration bei einer Gruppe von DBA-Patienten aus Deutschland. Bei den meisten Patienten zeigt sich eine substanzielle Eisenüberladung der Leber. Auch die anderen typischen siderosebedingten Komplikationen sind bei Patienten mit DBA unter regelmäßiger Transfusionstherapie zu beobachten. So wurden in einem europäischen Register bei 14 % der Patienten Herzerkrankungen beobachtet, bei bis zu 25 % der Patienten traten endokrine Funktionsstörungen auf (7-25 % Hyppogonadismus, 5 % Diabetes mellitus) (61,63). Es sollte deshalb eine effektive Eiseneliminationstherapie angestrebt werden, wobei eine evtl. myelotoxische Komponente des Eisenchelators speziell bei dieser Krankheit sehr kritisch beachtet werden sollte. In Deutschland wurde deshalb bisher ausschließlich

die Standard-Deferoxamin-Therapie empfohlen (DFO subkutan über 10-12 Stunden 40-50 mg/kg/d an 5 Tagen/Woche). Studien mit dem neuen oralen Chelatbildner Deferasirox, in die bisher u.a. mehr als 30 Patienten mit DBA eingeschlossen wurden, zeigten eine gute Effektivität und Verträglichkeit dieses Medikamentes auch bei diesen Patienten (zunächst über einen Auswertungszeitraum von 1 Jahr) ohne Hinweise auf eine eventuelle Myelotoxizität (64). Die Zulassung von Deferasirox wird daher voraussichtlich auch die Behandlung von Patienten mit DBA einschließen.

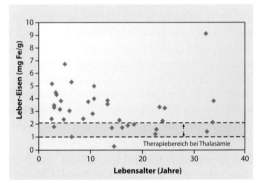

Abb. 3.5: Leber-Eisenkonzentration bei 37 Patienten mit DBA im Alter zwischen 2 und 33 Jahren, die dauerhaft regelmäßig transfundiert werden. Eingezeichnet ist der für Thalassämie empfohlene Therapiebereich von 1,0-2,1 mg/g (64). Viele Patienten mit DBA weisen eine deutlich erhöhte Leber-Eisenkonzentration auf.

3.2.2. Myelodysplastisches Syndrom (MDS)

Die myelodysplastischen Syndrome (MDS) bilden eine heterogene Gruppe von Erkrankungen des myeloischen Systems, die charakterisiert sind durch eine hämatopoetische Insuffizienz verbunden mit einer klinisch relevanten Zytopenie und dem zusätzlichen Risiko (ca. 10-40 %) für eine maligne Transformation in Richtung einer akuten myeloischen Leukämie (AML) (65-67).

Das MDS zählt zu den häufigsten hämatologischen Erkrankungen überhaupt, wobei die Inzidenz in den letzten 30 Jahren wohl nicht angestiegen ist (68). Betroffen sind überwiegend ältere Menschen, ca. 20 bis 50 pro 100.000 Personen erkranken jedes Jahr in unserer Bevölkerung. 90 % der Patienten sind älter als 50 Jahre (Median 65-75 Jahre), bis zu 5 % der Anämien bei älteren Patienten sind bedingt durch ein MDS. Klassifizierung der MDS nach den WHO-Kriterien ☞ Tab. 3.4 (69).

MDS-Kategorien nach WHO
• Refraktäre Anämie
- ohne Ringsideroblasten (RA)
- mit Ringsideroblasten (RARS)
• Refraktäre Zytopenie mit multipler Dysplasie (RCMD)
• Refraktäre sideroblastische Zytopenie mit multilinearer Dysplasie (RSCMD)
• Refraktäre Anämie mit vermehrten Blasten
- mit 5-10 % Blasten (RAEB I)
- mit 11-20 % Blasten (RAEB II)
• 5 q-Syndrom
• unklassifiziert

Tab. 3.4: Klassifikation der MDS (69).

Obwohl zahlreiche genetische und morphologische Aberrationen bei diesen Erkrankungen vorkommen (z.B. zelluläre Atypien und chromosomale Abnormalitäten in 50 % der Fälle, wie Trisomie 8, Chromosom 5- und -7-Deletionen), ist die Ursache der meisten Fälle von MDS bisher unbekannt. Die genetischen Defekte liegen bereits in den hämatopoetischen Stammzellen (65). Als sekundäre Formen von MDS werden die Fälle angesehen, die nach chronischer oder Hochdosis-Exposition mit alkylierenden Substanzen, bestimm-

ten Umweltgiften oder radioaktiver Strahlung auftreten.

3.2.2.1. Prognose und Therapie bei MDS

MDS ist eine Ausschlussdiagnose, basierend auf der Existenz einer persistierenden (> 6 Monate) Zytopenie einer oder mehrerer Zelllinien bei gleichzeitigem Nachweis von Dysplasien in einer oder mehreren hämatopoetischen Zelllinien im Knochenmark mit oder ohne erhöhte Blastenzahl. Die große Heterogenität der Krankheit bedingt sehr große Unterschiede in der Überlebensdauer zwischen einzelnen Patienten. Seit 1997 wird das *International Prognostic Scoring System* (IPSS) (70) verwendet (☞ Tab. 3.5).

Für den einzelnen Patienten hängt die Prognose vom individuell vorliegenden Subtyp und vom IPSS-Score ab (☞ Tab. 3.5). Patienten mit RA, RARS und niedrigem IPSS entwickeln selten eine AML und können viele Jahre mit einem MDS leben. Hochrisiko-Patienten mit RAEB1, RAEB2 und hohem IPSS-Score zeigen einen progressiven Krankheitsverlauf und benötigen gegebenenfalls eine aggressivere Therapieform. Die meisten Patienten versterben durch die sich entwickelnden Leukämien oder als Folge des Knochenmarkversagens durch unbeherrschbare Infektionen oder Blutungskomplikationen.

Die MDS sollten wegen ihrer Vielgestaltigkeit und dem meist höheren Lebensalter der Patienten möglichst risikoadaptiert individuell angepasst

Prognostische Variable	Punkte				
	0	0,5	1	1,5	2
KM Blasten	< 5 %	5-10 %	-	11-20 %	21-30 %
Karyotyp[1]	Gut	Mittel	Schlecht		
Zytopenie[2]	0-1	2-3			

Risiko	Risiko Score			
	0	0,5-1	1,5-2	> 2,5
	Niedrig	Mittel-1	Mittel-2	Hoch
	Vorausgesagte mediane Überlebensdauer			
	5,7 Jahre	3,5 Jahre	1,2 Jahre	4,8 Monate

Tab. 3.5: Internationales Scoring-System zur Einschätzung der Prognose bei Myelodysplastischem Syndrom (International Prognostic Scoring System (IPSS) (modif. nach 70).
[1] Gut = normal, -Y, del(5q), del(20q); schlecht = komplex (≥ 3 Abnormalitäten) oder Chromosom 7-Abnormalität; und mittel = andere karyotypische Abnormalität.
[2] Neutrophile < 1,8 x 10^9/l, Hämoglobin < 10 g/dl, Thrombozyten < 100 x 10^9/l

therapiert werden (71,72). Die Therapiestrategien bewegen sich je nach individuellem Risiko-Profil des Patienten zwischen rein supportiven Maßnahmen und Therapien für Hochrisikopatienten wie Chemotherapie/Stammzelltransplantation und Immunsuppression mit ALG/ATG bei Niedrigrisiko-MDS. Die hämatopoetische Stammzelltransplantation (HSCT) eröffnet die einzige kurative Heilungschance bei MDS. Dies ist aber auch zugleich die Behandlungsform mit der höchsten Letalität. Außerdem sind die besten Erfolge bei jungen Patienten mit den risikoärmsten Formen (RA und RARS, normale Zytogenetik) zu beobachten, die auch bei einer konservativen Therapie am besten abschneiden. In einer retrospektiven Auswertung von 184 europäischen Patienten, die mit autologer Stammzelltransplantation behandelt wurden, ergab sich bei 26 % eine 4-Jahre-krankheitsfreie Überlebensrate (73). Ein Vorteil gegenüber einer allogenen Transplantation ist offenbar nicht gegeben. Aufgrund des höheren Alters der meisten Patienten bei Diagnosestellung kommt die HSCT bei den meisten Patienten mit MDS allerdings nicht in Betracht.

Eine intensive Chemotherapie ist risikoreich und von wechselndem Erfolg. 30 % der MDS-Patienten mit niedrigem Risiko sprechen auf eine immunsuppressive Therapie mit Anti-Thymozyten-Globulin mit einer stabilen Remission an.

Die supportive Therapie mit Erythrozyten/Thrombozytenkonzentraten und mit Breitandantibiotika ist die Therapieform für die meisten MDS-Patienten. Klinisch ist die ineffektive Erythropoese von großer Bedeutung. Eine Anämie ist in 80-90 % der Patienten vorhanden. Müdigkeit, Schwäche, Atemnot sind deshalb häufig auch die ersten Symptome bei sich entwickelndem MDS. Mehr als 40 % der MDS-Patienten brauchen im Laufe der Erkrankung Bluttransfusionen, eine Reihe werden auf Dauer transfusionspflichtig (74). Bei chronischer Transfusionstherapie ist eine sich entwickelnde Eisenüberladung durch die Transfusionen unvermeidlich.

3.2.2.2. Klinische Konsequenzen der Eisenüberladung bei MDS

Nach den bereits etwas älteren Arbeiten von Jensen aus Dänemark reduziert die Therapie mit dem Chelator Deferoxamin (DFO) die Anzahl der notwendigen Transfusionen bei MDS (75,76). Aktuell wird mit neuem Interesse diskutiert, welche Be-

deutung eine sich entwickelnde Eisenüberladung bei MDS hat und welche Bedeutung einer optimierten Eisenentzugstherapie bei MDS-Patienten zukommt.

Im Mai 2005 wurde dazu ein Consensus Meeting "*Iron overload in myelodysplastic syndrome*" in Nagasaki/Japan abgehalten, auf der führende Experten Fragen nach der Diagnose und Behandlung von Eisenüberladung bei MDS diskutiert haben (76). Gemeinsam wurde festgestellt:

- Die klinischen Konsequenzen von nicht oder ungenügend behandelter Eisenüberladung bei MDS sind mögliche kardiale, hepatische oder endokrine Komplikationen.
- Ziele der Eisenchelatorbehandlung bei MDS sind Vermeidung und Behandlung dieser eiseninduzierten Komplikationen sowie eine Steigerung der Lebenserwartung.
- Die Chelattherapie ist möglicherweise klinisch besonders wichtig in einer Untergruppe von MDS-Patienten.

Der Grad der Eisenüberladung sollte **bei Diagnosestellung und in regelmäßigen Intervallen danach** in Anhängigkeit von der Transfusionsfrequenz untersucht werden (76). Dies trägt der Tatsache Rechnung, dass einige MDS-Patienten bereits zum Zeitpunkt der Diagnosestellung eisenüberladen sind, wahrscheinlich bedingt durch erhöhte Nahrungs-Eisenabsorption infolge der ineffektiven Erythropoese und der Anämie. Als **diagnostischer Parameter** kommt in erster Linie das einfach zu messende Serum-Ferritin in Betracht (alle 3 Monate). Falls nichtinvasive Methoden zur Leber-Eisenquantifizierung wie Magnetresonanztomographie oder SQUID-Biosuszeptometrie zur Verfügung stehen, sollte alle 12 Monate eine Messung erfolgen. Wiederholte Leberbiopsien sind wegen des Blutungsrisikos bei MDS-Patienten eher abzulehnen.

Die **Entscheidung für den Einsatz einer Eisenchelattherapie** sollte in Abhängigkeit von der Zahl der Transfusionen und dem Grad der individuell vorliegenden Eisenüberladung (Ferritin, Leber-Eisen) getroffen werden. Allgemein wird ein Ferritinwert von > 1.000-2.000 µg/l angegeben, wobei die aktuelle Transfusionsfrequenz wichtiger ist als die absolute Zahl der Transfusionen. Die Eisenchelattherapie sollte fortgesetzt werden, solange die Transfusionstherapie anhält.

Von einer Eisenchelattherapie werden vor allem Patienten mit hohem Transfusionsbedarf und vorhandener Eisenüberladung profitieren. In Fällen mit individuell schlechter Prognose macht eine Chelattherapie dennoch Sinn, wenn typische eiseninduzierte Organschäden vorliegen, wie z.B. eine Myokardsiderose und ihre Folgen. Allgemein ist wahrscheinlich ein Nutzen bei Patienten mit IPSS Niedrig oder Mittel-1 (☞ Tab. 3.5) und gemäß WHO-Klassifikation RA, RARS sowie 5q-Syndrom zu erwarten.

Außerdem sollten unabhängig vom IPSS-Score alle Kandidaten für eine KMT als Chelator-Patienten eingestuft werden, weil eine Chelattherapie die Bildung von eiseninduzierten Organschäden verhindert und eine optimale Organfunktion mitentscheidend für den Erfolg einer Transplantation ist.

Momentan sind noch viele Fragen über den Einsatz von Eisenchelatoren bei MDS offen. Standardtherapie ist momentan der Einsatz von Deferoxamin, wobei die subkutane Infusion für die älteren Patienten sicher unbequem und belastend ist.

Der orale Chelator Deferipron ist in Europa bisher für MDS-Patienten nicht zugelassen. Studien mit dem neuen Chelator Deferasirox wurden und werden z.Zt. durchgeführt (77) (vergl. auch Kap. 8).

3.2.3. Sichelzellkrankheit

Mit dem Begriff "Sichelzellkrankheit" werden alle Hämoglobinopathien bezeichnet, bei denen das pathologische HbS mindestens 50 % des Gesamthämoglobins beträgt.

Neben der homozygoten Sichelzellkrankheit HbSS gibt es mehrere *compound*-heterozygote Formen, bei denen von einem Elternteil das HbS, vom anderen eine weitere Mutation im β-Globin-Locus (β-Thalassämie, HbC, HbD, Hb Lepore, HbOArab) vererbt wurde: HbS-/β-Thalassämie-, HbSC-, HbSD-, HbSLepore- und HbSOArab-Krankheit (78).

Die offenbar sehr selten neu auftretende HbS-Mutation ist in Zentral-Afrika und in Asien entstanden und hat sich durch Migration inzwischen weltweit ausgebreitet. In Deutschland leben zur Zeit bis zu 1.000 Sichelzellpatienten, von denen ca. 50 % aus dem subsaharischen Afrika (Kongo, Angola, West-Afrika) und 50 % aus Ländern des östlichen Mittelmeers (Türkei, Griechenland, Sizilien, Syrien, Libanon, Palästina) und dem Mittleren Osten stammen.

Alle Formen der Sichelzellkrankheit gehen einher mit chronischer hämolytischer Anämie, episodischen Schmerzkrisen, akuten und chronischen Organschäden durch Vaso-Okklusion bzw. Sequestration von Blut in bestimmten Organen und einer erhöhten Infektneigung. Ca. 85 % der betroffenen Kinder erreichen unter optimalen Bedingungen das Erwachsenenalter. Die mittlere Lebenserwartung beträgt heute ca. 40-50 Jahre (79). Die heterozygote Trägerschaft (HbS immer < 50 %) hat keinen Krankheitswert. Heterozygotie für HbS schützt vor einem schweren Verlauf der Malaria tropica.

Das pathologische HbS, dem eine Mutation im β-Globin-Locus des Chromosom 11 zugrunde liegt, weist einen Aminosäureaustausch in der β-Globinkette auf (β6 Glutaminsäure → Valin). Die Änderung von Ladung und Struktur der β-Globinuntereinheit des Hämoglobins wirkt sich auf die Stabilität des Hämoglobinmoleküls bei Deoxygenierung aus: HbS kann unter Sauerstoffmangelbedingungen zu langen Strängen polymerisieren, die sich untereinander vernetzen und dem Erythrozyten die lange, spitze Sichelform aufzwingen (☞ Abb. 3.6).

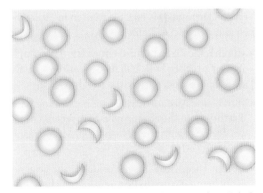

Abb. 3.6: Sichelzellförmige Erythrozyten bei Sichelzellkrankheit (schematische Darstellung).

Sichelzellen haben eine auf 10-12 Tage verkürzte Lebensdauer (gesunder Erythrozyt 120 Tage). Da die chronische Hämolyse einen ständigen Stimulus für das Knochenmark bedeutet, haben Sichelzellpatienten nicht nur eine ständige Retikulozytose, sondern oft auch eine Granulo- und Thrombozytose. Retikulozyten verfügen noch über Adhäsionsmoleküle auf der Membran, über die sie Kontakt mit dem Endothel aufnehmen und dadurch nicht nur die Gefäße verengen, sondern auch das Endothel schädigen. In den verengten und geschädigten Gefäßen kommt es durch die starren, unverformbaren Sichelzellen und unter Mitwirkung von Plasmafaktoren sowie von Granulo- und Thrombozyten zur Vasookklusion.

3.2.3.1. Klinik der Sichelzellkrankheit

Vasookklusionen im Knochenmark führen zu Schmerzkrisen, den häufigsten Krankheitsmanifestationen in jedem Lebensalter. Vasookklusionen bzw. Sequestrationen können neben dem Skelettsystem auch alle parenchymatösen Organe betreffen und zu akuten (z.B. Milzsequestration, Priapismus, Akutes Thorax-Syndrom, ZNS-Infarkt) und chronischen pulmonalen, renalen bzw. kardialen Organschäden führen. Die Infektgefährdung beruht hauptsächlich auf der funktionellen Asplenie, die durch wiederholte Gefäßverschlüsse der Milz bei Homozygoten schon innerhalb des 1. Lebensjahres entsteht.

3.2.3.2. Therapie der Sichelzellkrankheit

Da die Krankheitsmanifestationen der Sichelzellkrankheit durch die veränderten Erythrozyten initiiert werden, sind Transfusionen ein wichtiger Teil der Therapie (79, 80). Sie werden in Situationen akut eingesetzt, wenn es gilt

- durch eine Transfusion entweder Sauerstoff-Träger zu geben (z.B. Milzsequestration, aplastische Episode bei Parvovirus B19-Infektion)
- durch eine Austauschtransfusion pathologische Erythrozyten durch normale zu ersetzen (Akutes Thorax-Syndrom, ZNS-Infarkt, Multiorganversagen) oder
- durch chronische Transfusionen die eigene Knochenmarkproduktion und damit die HbS-Synthese langfristig zu unterdrücken (nach bzw. zur Prävention von ZNS-Infarkten).

In einem chronischen Transfusionsprogramm sind überwiegend Patienten nach einem ZNS-Infarkt zur Prävention eines zweiten Ereignisses sowie Kinder, bei denen pathologische Flußgeschwindigkeiten in der Transkraniellen Doppler-Sonographie (TCDS) dokumentiert wurden (80). In einer US-amerikanischen Studie wurde gezeigt,

dass bei diesen Kindern durch chronische Transfusionen ein ZNS-Infarkt verhindert werden kann.

3.2.3.3. Eisenüberladung und Chelattherapie

Die Anämie bei der Sichelzellkrankheit beruht nicht, wie bei der β-Thalassämie, auf einer ineffektiven Erythropoese, sondern auf einer chronischen peripheren Hämolyse, die sich zu ca. 30 % intravasal abspielt. Die dadurch entstehenden ständigen Eisenverluste über den Urin erklären, warum viele Sichelzellpatienten trotz adäquater Ernährung einen Eisenmangel haben (81, 82). Eisenüberladung ist bei Sichelzellpatienten immer Folge von Transfusionen (83, 84). Das Ferritin spiegelt bei Sichelzellpatienten besonders schlecht die Eisenbeladung wider, da häufige Infektionen oder Leberinfarkte auch zu einem Ferritinanstieg führen (85). Außerdem gibt es bei Sichelzellpatienten eine abnorme Eisenverteilung: Milz und Nieren können eine ausgeprägte Siderose zeigen bei niedrigem Ferritin (81, 86).

Den Folgen der Eisenüberladung bei Sichelzellpatienten wurde lange keine Beachtung geschenkt, da die Lebenserwartung früher gering war (14 Jahre in den 70er Jahren). Mit der Verbesserung der durchschnittlichen Lebenserwartung in Europa und USA auf 40-50 Jahre (79) ist es unerlässlich, auch die Schädigung der Patienten durch Eisenüberladung zu beachten und möglichst zu verhindern. Dieses Ziel kann erreicht werden durch Vermeiden nicht indizierter Transfusionen bzw. durch eine gut angepasste Eisenentzugstherapie. Die Indikation zur Chelattherapie kann gestellt werden

- entweder auf Grund des bereits transfundierten Erythrozytenvolumens (> 120 ml Erythrozyten/kg) (87)
- bei Nachweis einer Lebersiderose (Leber-Eisen > 7 mg Eisen/g Lebertrockengewicht; erhöhte Leber-Eisenwerte bei MR- bzw. SQUID-Untersuchung) oder
- bei Nachweis von Ferritinwerten, die, außerhalb von Schmerzkrisen bestimmt, über 1.000 µg/l liegen.

Es ist bekannt, dass Sichelzellpatienten mit hoher Eisenüberladung, die nicht mehr transfundiert werden und somit hohe HbS-Spiegel (> 50 %) aufweisen, besonders unter häufigen und schweren Schmerzkrisen leiden. In solchen Fällen ist eine rasche und intensive Eisenentzugstherapie durchzuführen (88).

Bei Patienten, die chronisch transfundiert werden, kann durch Austauschtransfusionen statt einfacher Transfusion, besser aber noch durch regelmäßige Erythrozytapherese eine ausgeglichene Eisenbilanz erzielt werden (89, 90).

Als Eisenchelator wurde bei Sichelzellpatienten häufig Deferoxamin eingesetzt (91), es gibt aber auch Studien mit dem oralen Chelatbildner Deferipron (92). Unlängst wurde unter Einschluss von 195 Patienten mit einer Sichelzellkrankheit eine randomisierte Studie mit dem neuen oralen Chelator Deferasirox im Vergleich zu Deferoxamin abgeschlossen, die eine gute Effektivität und Verträglichkeit dieses Medikamentes auch bei Sichelzellpatienten zeigte (vergl. Kap. 8) (93).

3.2.3.4. Therapie mit Hydroxyurea und/oder Phlebotomie

Seit 1995 wird Hydroxyurea kombiniert mit Aderlasstherapie bei Patienten eingesetzt, für die ein chronisches Transfusionsprogramm nach ZNS-Infarkt entweder nicht mehr möglich ist, oder bei Patienten, die nach jahrelanger Transfusion durch eine hohe Eisenüberladung (94) gefährdet sind. Hydroxyurea wird seit Ende der 80er Jahre bei Sichelzellpatienten eingesetzt, um häufige Schmerzkrisen bzw. akute Thorax-Syndrome zu verhindern und um bei Patienten mit ständiger schwerer Anämie (Hb < 6 g/dl) das Hämoglobin anzuheben. Hydroxyurea wirkt über eine erhöhte Synthese von HbF, eine bessere Hydrierung der Erythrozyten, eine Verringerung der Adhäsionsmoleküle auf den Retikulozyten und eine Erhöhung des NO-Spiegels. Ob es möglich ist, durch Hydroxyurea primär als auch sekundäre Infarkte zu verhindern, ist noch nicht endgültig geklärt. In Belgien hatte nur eines von 34 Kindern, die auf Grund erhöhter Flußgeschwindigkeiten in der TCDS ein erhöhtes Infarkt-Risiko hatten, unter Hydroxyurea ein ZNS-Ereignis (95). In Frankreich werden Kinder mit erhöhten Flußgeschwindigkeiten im TCDS nach 3 Monaten Transfusion auf Hydroxyurea gesetzt, wenn TCDS und MR-Angio dann normal sind. Einigen Patienten konnte so die chronische Transfusionstherapie erspart werden (96).

Für 2006 ist in den USA die sog. SWITCH-Studie (*Stroke With Transfusions Changing To Hydroxyurea*) geplant, bei der 20 Sichelzellzentren chronisch transfundierte Infarkt-Patienten mit Infarkt-Patienten vergleichen, die durch Hydroxyurea und Aderlässe behandelt werden. Ziel der Studie ist zu ermitteln, ob durch Hydroxyurea-Gabe auf Transfusionen verzichtet werden kann, ohne dass es zu Infarkt-Rezidiven kommt (97).

Da unter Hydroxyurea auch das Gesamt-Hämoglobin ansteigt, ist es möglich, bei eisenüberladenen Patienten unter Hydroxyurea-Therapie ein Aderlassprogramm durchzuführen, was eine sehr effektive Form des Eisenentzugs darstellt. Bei allen chronisch transfundierten Patienten mit Eisenüberladung, bei denen das Transfusionsprogramm beendet wird, sollte diese Form des Eisenentzuges gewählt werden.

Aderlässe können auch bei nicht eisenüberladenen Sichelzellpatienten einen positiven Effekt haben. Bei Patienten mit HbSC- bzw. HbS/β+Thal-Krankheit, die oft einen relativ hohen Hämoglobingehalt (> 9-10 g/dl) mit entsprechend hoher Viskosität und gleichzeitig ein HbS von > 50 % haben, führt die hohe Viskosität zu vermehrten Schmerzkrisen. Aderlässe können hier durch ein Absenken des Hämatokrits bzw. der Viskosität Abhilfe schaffen (98,99). Aderlässe sind vor allem indiziert bei HbSC-Patienten mit einem Hämoglobingehalt > 11g/dl (Hct > 33 %), die eine Flugreise planen, um Schmerzkrisen zu verhindern. Die trockene Luft im Flugzeug führt oft zur Dehydrierung, die, besonders bei hohem Hämatokrit, Schmerzkrisen provozieren kann.

Es ist bekannt, dass Eisenmangel Zahl und Intensität von Schmerzkrisen bei Sichelzellpatienten verringert, evtl. über ein niedriges MCHC, bzw. durch die Verringerung der HbS-Konzentration im Erythrozyten. Es gibt Beobachtungen, dass bei Sichelzellpatienten mit häufigen und schweren Schmerzkrisen durch wöchentliche Aderlässe eine erhebliche klinische Besserung erzielt werden kann (100).

3.3. Literatur

1. Heinrich HC, Gabbe EE, Oppitz KH, Whang DH, Bender-Götze C, Schäfer KH, Schroter W, Pfau AA. Absorption of inorganic and food iron in children with heterozygous and homozygous β-Thalassemia. Z Kinderheilkd 1973; 115(1): 1-22

2. Kulozik AE. Thalassämien. In: Gadner H, Gaedicke G, Niemeyer C, Ritter J (Hrsg). Pädiatrische Hämatologie und Onkologie. Springer Heidelberg, 2005

3. Weatherall DJ, Clegg JB. The Thalassemia Syndromes: 4th Edition. Oxford: Blackwell Scientific Publications, 2001

4. Rund D, Rachmilewitz E. Beta-thalassemia. N Engl J Med 2005; 353: 1135-46.

5. Cooley TB, Lee PA. A series of cases of splenomegaly in children with anemia and peculiar bone changes. Trans Am Pediatr Soc 1925; 37: 29-30

6. Olivieri NF. The beta-thalassemias. N Engl J Med 1999; 341: 99-109

7. Kleihauer E. Anomale Hämoglobine und Thalassämiesyndrome: Grundlagen und Klinik. Unter Mitarbeit v. E. Kohne u. A.E. Kulozik. Landsberg: Ecomed, 1996

8. De Maria R, Testa U, Luchetti L, Zeuner A, Stassi G, Pelosi E, Riccioni R, Felli N, Samoggia P, Peschle C. Apoptotic role of Fas/Fas ligand system in the regulation of erythropoiesis. Blood 1999; 93: 796-803

9. Mathias LA, Fisher TC, Zeng L, Meiselman HJ, Weinberg KI, Hiti AL, Malik P. Ineffective erythropoiesis in beta-thalassemia major is due to apoptosis at the polychromatophilic normoblast stage. Exp Hematol 2000; 28: 1343-53

10. Aydingoz U, Oto A, Cila A. Spinal cord compression due to epidural extramedullary haematopoiesis in thalassaemia: MRI. 1997; 39: 870-872

11. Cario H, Wegener M, Debatin KM, Kohne E. Treatment with hydroxyurea in thalassemia intermedia with paravertebral pseudotumors of extramedullary hematopoiesis. Ann Hematol 2002; 81: 478-82

12. Camaschella C, Cappellini MD. Thalassemia intermedia. Haematologica 1995; 80: 58-68

13. Storb RF, Lucarelli G, McSweeney PA, Childs RW. Hematopoietic cell transplantation for benign hematological disorders and solid tumors. Hematology (Am Soc Hematol Educ Program) 2003: 372-97

14. Giardina PJ, Grady RW. Chelation therapy in beta-thalassemia: the benefits and limitations of desferrioxamine. Semin Hematol 1995; 32: 304-312

15. Fosburg M, Nathan D, Wayne A. Desferrioxamine provocative test: methodology for estimating iron and total iron binding capacity Blood 1990; 76: 2162

16. Cario H, Stahnke K, Sander S, Kohne E. Epidemiological situation and treatment of patients with thalassemia major in Germany: results of the German multicenter beta-thalassemia study. Ann Hematol 2000; 79: 7-12

17. Aessopos A, Farmakis D, Hatziliami A, Fragodimitri C, Karabatsos F, Joussef J, Mitilineou E, Diamanti-Kandaraki E, Meletis J, Karagiorga M. Cardiac status in well-treated patients with thalassemia major. Eur J Haematol 2004; 73: 359-366

18. Vecchio C, Derchi G. Management of cardiac complications in patients with thalassemia major. Semin Hematol 1995; 32: 288-296

19. Anderson LJ, Holden S, Davis B, Prescott E, Charrier CC, Bunce NH, Firmin DN, Wonke B, Porter J, Walker JM, Pennell DJ. Cardiovascular T2-star (T2*) magnetic resonance for the early diagnosis of myocardial iron overload. Eur Heart J 2001; 22: 2171-2179

20. Anderson LJ, Wonke B, Prescott E, Holden S, Walker JM, Pennell DJ. Comparison of effects of oral deferiprone and subcutaneous desferrioxamine on myocardial iron concentrations and ventricular function in beta-thalassaemia. Lancet 2002; 360: 516-20

21. Pennell DJ. T2* magnetic resonance and myocardial iron in thalassemia. Ann N Y Acad Sci 2005; 1054: 373-8

22. Pennell DJ, Berdoukas V, Karagiorga M, Ladis V, Piga A, Aessopos A, Gotsis ED, Tanner MA, Smith GC, Westwood MA, Wonke B, Galanello R. Randomized controlled trial of deferiprone or deferoxamine in beta-thalassemia major patients with asymptomatic myocardial siderosis. Blood 2005; 107:3738-3744

23. Kremastinos DT, Tiniakos G, Theodorakis GN, Katritsis DG, Toutouzas PK. Myocarditis in beta-thalassemia major. A cause of heart failure. Circulation 1995; 91: 66-71

24. Koerner MM, Tenderich G, Minami K, zu KE, Mannebach H, Kleesiek K, Meyer H, Koerfer R. Heart transplantation for end-stage heart failure caused by iron overload. Brit J Haematol 1997; 97: 293-296

25. Olivieri NF, Liu PP, Sher GD, Daly PA, Greig PD, McCusker PJ, Collins AF, Francombe WH, Templeton DM, Butany J. Brief report: combined liver and heart transplantation for end-stage iron-induced organ failure in an adult with homozygous beta-thalassemia. N Engl J Med 1994; 330: 1125-1127

26. Cunningham MJ, Macklin EA, Neufeld EJ, Cohen AR. Complications of beta-thalassemia major in North America. Blood 2004; 104: 34-9

27. Prati D, Maggioni M, Milani S, Cerino M, Cianciulli P, Coggi G, Forni GL, Magnano C, Meo A, Gramignoli R, Rebulla P, Fiorelli G, Cappellini MD. Clinical and histological characterization of liver disease in patients with

transfusion-dependent beta-thalassemia. A multicenter study of 117 cases. Haematologica 2004; 89: 1179-86

28. Borgna-Pignatti C, Rugolotto S, De Stefano P, Zhao H, Cappellini MD, Del Vecchio GC, Romeo MA, Forni GL, Gamberini MR, Ghilardi R, Piga A, Cnaan A. Survival and complications in patients with thalassemia major treated with transfusion and deferoxamine. Haematologica 2004; 89: 1187-93

29. Lucarelli G, Galimberti M, Giardini C, Polchi P, Angelucci E, Baronciani D, Erer B, Gaziev D. Bone marrow transplantation in thalassemia. The experience of Pesaro. Ann N Y Acad Sci 1998; 850: 270-5

30. Perifanis V, Tziomalos K, Tsatra I, Karyda S, Patsiaoura K, Athanassiou-Metaxa M. Prevalence and severity of liver disease in patients with b thalassemia major. A single-institution fifteen-year experience. Haematologica 2005; 90: 1136-8

31. Angelucci E, Muretto P, Nicolucci A, Baronciani D, Erer B, Gaziev J, Ripalti M, Sodani P, Tomassoni S, Visani G, Lucarelli G. Effects of iron overload and hepatitis C virus positivity in determining progression of liver fibrosis in thalassemia following bone marrow transplantation. Blood 2002; 100:17-21

32. Kattamis CA, Kattamis AC. Management of thalassemias: growth and development, hormone substitution, vitamin supplementation, and vaccination. Semin Hematol 1995; 32: 269-279

33. De Sanctis V, Katz M, Vullo C, Bagni B, Ughi M, Wonke B. Effect of different treatment regimes on linear growth and final height in beta-thalassaemia major. Clin Endocrinol (Oxf) 1994; 40:791-8

34. Rodda CP. Body proportions in patients with homozygous beta-thalassaemia. Acta Paediatr Suppl 1994; 406:107-8

35. Cavallo L, Gurrado R, Zecchino C, Manolo F, De-Sanctis V, Cisternino M, CarusoNicoletti M, Galati M. Short-term therapy with recombinant growth hormone in polytransfused thalassaemia major patients with growth deficiency. J Pediatr Endocrinol Metab 1998; 11:845-849

36. De Sanctis V. Growth and Puberty and Its Management in Thalassaemia. Hormone Research 2002; 58: 72-79

37. Bronspiegel WN, Olivieri NF, Tyler B, Andrews DF, Freedman MH, Holland FJ. Effect of age at the start of iron chelation therapy on gonadal function in beta-thalassemia major. N Engl J Med 1990; 323: 713-719

38. Allegra A, Capra M, Cuccia L, Pulejo ML, Raineri L, Corselli F, Traina MC, Giannola C, La Grutta A. Hypogonadism in beta-thalassemic adolescents: a characteristic pituitary-gonadal impairment. The ineffectiveness of long-term iron chelation therapy. Gynecol Endocrinol 1990; 4: 181-91

39. Cario H, Holl RW, Debatin KM, Kohne E. Insulin sensitivity and beta-cell secretion in thalassaemia major with secondary haemochromatosis: assessment by oral glucose tolerance test. Eur J Pediatr 2003; 162: 139-46

40. Cavallo-Perin P, Pacini G, Cerutti F, Bessone A, Condo C, Sacchetti L, Piga A, Pagano G. Insulin resistance and hyperinsulinemia in homozygous beta-thalassemia. Metabolism 1995; 44: 281-6

41. Mangiagli A, Campisi S, De Sanctis V, Nicoletti MC, Cardinale G, Galati MC, Raiola G, Rigano P, Saviano A. Effects of acarbose in beta-thalassaemia major patients with normal glucose tolerance and hyperinsulinism. Pediatr Endocrinol Rev 2004; 2 Suppl 2: 272-5

42. DeSanctis V, Vullo C, Bagni B, Chiccoli L. Hypoparathyroidism in beta-thalassemia major. Clinical and laboratory observations in 24 patients. Acta Haematol 1992; 88: 105-108

43. Jensen CE, Tuck SM, Agnew JE, Koneru S, Morris RW, Yardumian A, Prescott E, Hoffbrand AV, Wonke B. High prevalence of low bone mass in thalassaemia major. Br J Haematol 1998; 103: 911-5

44. Voskaridou E, Terpos E. New insights into the pathophysiology and management of osteoporosis in patients with beta thalassaemia. Br J Haematol 2004; 127: 127-39

45. Wonke B. Bone disease in beta-thalassaemia major. Br J Haematol 1998; 103: 897-901

46. Voskaridou E, Terpos E, Spina G, Palermos J, Rahemtulla A, Loutradi A, Loukopoulos D. Pamidronate is an effective treatment for osteoporosis in patients with beta-thalassaemia. Br J Haematol 2003; 123: 730-7

47. Angastiniotis M, Pavlides N, Aristidou K, Kanakas A, Yerakaris M, Eracleous E, Posporis T. Bone pain in thalassaemia: Assessment of DEXA and MRI findings. J Pediatr Endocrinol Metab 1998; 11: 779-784

48. Aessopos A, Karabatsos F, Farmakis D, Katsantoni A, Hatziliami A, Youssef J, Karagiorga M. Pregnancy in patients with well-treated beta-thalassaemia: outcome for mothers and newborn infants. American Journal of Obstetrics and Gynecology 1999; 180: 360-365

49. Jensen CE, Tuck SM, Wonke B. Fertility in beta-thalassaemia major: a report of 16 pregnancies, preconceptual evaluation and a review of the literature. Br J Obstetr Gynaecol 1995; 102: 625-629

50. DeSanctis V, Tangerini A, Testa MR, Lauriola AL, Gamberini MR, Cavallini AR, Rigolin F. Final height and endocrine function in thalassaemia intermedia. J Pediatr Endocrinol Metab 1998; 11: 965-971

51. Pippard MJ, Callender ST, Finch CA. Ferrioxamine excretion in iron-loaded man. Blood 1982; 60: 288-94

52. Fiorelli G, Fargion S, Piperno A, Battafarano N, Cappellini MD. Iron metabolism in thalassemia intermedia. Haematologica 1990; 75 Suppl 5: 89-95

53. Aessopos A, Farmakis D, Karagiorga M, Voskaridou E, Loutradi A, Hatziliami A, Joussef J, Rombos J, Loukopoulos D. Cardiac involvement in thalassemia intermedia: a multicenter study. Blood 2001; 97:3411-3416

54. Diamond LK, Blackfan KD. Hypoplastic anemia. Am J Dis Child 1938; 56:464-467

55. Wickramasinghe SN, Wood WG Advances in the understanding of the congenital dyserythropoietic anaemias. Brit J Haematol 2005, 131:431–446.

56. Chen S, Warszawski J, Bader-Meunier B, Tchernia G, Da-Costa L, Marie I, Dommergues JP. Diamond-blackfan anemia and growth status: the French registry. J-Pediatr. 2005; 147(5):669-73

57. Gazda H, Lipton JM, Willig TN, Ball S, Niemeyer CM, Tchernia G, Mohandas N, Daly MJ, Ploszynska A, Orfali KA, Vlachos A, Glader BE, Rokicka-Milewska R, Ohara A, Baker D, Pospisilova D, Webber A, Viskochil DH, Nathan DG, Beggs AH, Sieff CA. Evidence for linkage of familial Diamond-Blackfan anemia to chromosome 8p23.3-p22 and for non-19q non-8p disease. Blood 2001; 97(7):2145-50

58. Da-Costa L, Tchernia G, Gascard P, Lo A, Meerpohl J, Niemeyer C, Chasis JA, Fixler J, Mohandas N. Nucleolar localization of RPS19 protein in normal cells and mislocalization due to mutations in the nucleolar localization signals in 2 Diamond-Blackfan anemia patients: potential insights into pathophysiology. Blood 2003; 101(12): 5039-45

59. Quigley JG, Gazda H, Yang Z, Ball S, Sieff CA, Abkowitz JL. Investigation of a putative role for FLVCR, a cytoplasmic heme exporter, in Diamond-Blackfan anemia. Blood Cells Mol Dis 2005; 35(2):189-92

60. Willig TN, Niemeyer CM, Leblanc T, Tiemann C, Robert A, Budde J, Lambiliotte A, Kohne E, Souillet G, Eber S, Stephan JL, Girot R, Bordigoni P, Cornu G, Blanche S, Guillard JM, Mohandas N, Tchernia. Identification of new prognosis factors from the clinical and epidemiologic analysis of a registry of 229 Diamond-Blackfan anemia patients. Pediatr Res 1999; 46(5):553-61

61. Niemeyer CM. Old and New Insights into Diamond Blackfan Anemia (DBA). Abstract. Symposium "Current Issues in Iron Overload in rare anemias" Hamburg, 13-16 October, 2005, University Medical Center Hamburg-Eppendorf

62. Janov AJ, Leong T, Nathan DG, Guinan EC. Diamond-Blackfan Anemia. Natural History and Sequelae of Treatment. Medicine 1996; 75(2):77-87

63. Olivieri NF, Brittenham GM. Iron-Chelating Therapy and the Treatment of Thalassemia Blood 1997; 89:739-761

64. Greenberg PL, Young NS, Gattermann N. Myelodysplastic Syndromes. Hematology (Am Soc Hematol Educ Program) 2002; 136-161

65. Bowen D, Culligan D, Jowitt S, Kelsey S, Mufti G, Oscier D, Parker J. Guidelines for the diagnosis and therapy of adult myelodysplastic syndromes. Br J Haematol 2003; 20:187-200.

66. Hofmann WK, Koeffler HP. Myelodysplastic syndrome. Annu Rev Med 2005;56:1-16.

67. Germing U, Strupp C, Kundgen A, Bowen D, Aul C, Haas R, Gattermann N. No increase in age-specific incidence of myelodysplastic syndromes. Haematologica. 2004; 89(8): 905-10

68. Harris N, Jaffe E, Diebold J, Flandrin G, Muller-Hermelink HK, Vardiman J, Lister TA, Bloomfield C. WHO Classification of neoplastic diseases of the hematopoietic and lymphoid tissues: report of the clinical advisory committee meeting. J Clin Oncol 1999; 17:3835-3849

69. Greenberg P, Cox C, LeBeau MM, et al. International scoring system for evaluating prognosis in myelodysplastic syndromes. Blood 1997; 89:2079-88. [Erratum, Blood 1998; 91:1100]

70. Alessandrino EP, Amadori S, Barosi G, et al. Evidence- and consensusbased practice guidelines for the therapy of primary myelodysplastic syndromes. A statement from the Italian Society of Hematology. Hematologica 2002; 87:1286-1306

71. National Comprehensive Cancer Network. NCCN Clinical Practice Guidelines in Oncology. Myelodysplastic syndromes. version 1.2005. Accessed August 10, 2005 (http://www.nccn.org).

72. de Witte T, Suciu S, Verhoef G, et al: Intensive chemotherapy followed by allogeneic or autologous stem cell transplantation for patients with myelodysplastic syndromes (MDSs) and acute myeloid leukemia following MDS. Blood 2001; 98:2326-2331.

73. Cazzola M, Malcovati L. Myelodysplastic syndromes—coping with ineffective hematopoiesis. N Engl J Med 2005; 352:536-538

74. Jensen PD, Jensen IM, Ellegaard J. Desferrioxamine treatment reduces blood transfusion requirements in patients with myelodysplastic syndrome. British Journal of Haematology 1992; 80(1):121-124

75. Jensen PD, Heickendorff L, Pedersen B, Bendix-Hansen K, Jensen FT, Christensen T, Boesen AM, Ellegaard J.The effect of iron chelation on haemopoiesis in MDS patients with transfusional iron overload. Br J Haematol. 1996; 94(2):288-99

76. Gattermann N, Porter J, Lopes LF, Seymour J Consensus statement on iron overload in myelodysplastic syndromes Clinical Cornerstone. Hematolgy/Oncology Clinics 19, Supplement 1. July 2005; 18-25

77. Cazzola M, Gattermann N, Greenberg P, Maertens J, Soulieres D, Rose D, Ressayre Djaffer C, Rabault B, Ford JM, Alberti D. ICL670, a once-daily oral iron chelator, is effective and well tolerated in patients with myelodysplastic syndrome (MDS) and iron overload. Leuk Res 2005; 29 (Suppl.1):S67

78. Stuart MJ, Nagel RL: Sickle cell disease. Lancet 2004; 364:1343-1360

79. Claster S, Vichinsky EP: Managing sickle cell disease. BMJ 2003; 327:1151-1155

80. Ohene-Frempong K: Indications for red cell transfusion in sickle cell disease. Semin Hematol 2001; 38:5-13

81. Koduri PR: Iron in sickle cell disease: A review why less is better. Am J Hematol 2003; 73:59-63

82. Rao KR, Patel AR, Honig GR, Vida LN, McGinnis PR: Iron deficiency and sickle cell anemia. Arch Intern Med 1983; 143:1030-1032

83. Harmatz P, Butensky E, Quirolo K, Williams R, Ferrell L, Moyer T, Golden D, Neumayr L, Vichinsky E. Severity of iron overload in patients with sickle cell disease receiving chronic red blood cell transfusion therapy. Blood 2000; 96: 76-79

84. O'Brien RT. Iron burden in sickle cell anemia. J Pediatr 1978; 92:579-582

85. Olivieri NF. Progression of iron overload in sickle cell disease. Semin Hematol 2001; 38:57-62

86. Levin TL, Berdon WE, Haller JO, Ruzal-Shapiro C, Hurlet-Jenson A. Intrasplenic masses of "preserved" functioning splenic tissue in sickle cell disease: correlation of imaging findings (CT, ultrasound, MRI, and nuclear scintigraphy). Pediatr Radiol 1996; 26:646-649

87. Vichinsky E. Consensus document for transfusion-related iron overload. Semin Hematol 2001; 38: 2-4

88. Ballas SK. Iron overload is a determinant of morbidity and mortality in adult patients with sickle cell disease. Semin Hematol 2001; 38:30-36

89. Kim HC, Dugan NP, Silber JH, Martin MB, Schwartz E, Ohene-Frempong K, Cohen AR. Erythrocytapheresis therapy to reduce iron overload in chronically transfused patients with sickle cell disease. Blood 1994; 83:1136-1142

90. Hartwig D, Schlaeger F, Bucsky P, Kirchner H, Schlenke P. Successful long-term erythrocytapheresis therapy in a patient with symptomatic sickle cell disease using an arterio-venous fistula. Transfusion Medicine 2002; 12:75-77

91. Silliman CC, Peterson VM, Mellman DL, Dixon DJ, Hambidge KM, Lane PA. Iron chelation by deferoxamine in sickle cell patients with severe transfusion-induced hemosiderosis: A randomised, double-blind study of the dose-response relationship. J Lab Clin Med 1993; 122: 48-54

92. Voskaridou E, Douskou M, Terpos E, Stamoulakatou A, Meletis J, Ourailidis A, Papassotiriou I, Loukopoulos D. Deferiprone as an oral iron chelator in sickle cell disease. Ann Hematol 2005; 84:434-440

93. Vichinsky E, Fischer R, Fung E, Onyekwere O, Porter J, Swerdlow P, Coates T, Lane P, Files B, Mueller BU, Bernaudin F, Forni GL, Ressayre-Djaffer C, Gathmann I, Holland J, Alberti D, Marks P. A Randomized, Controlled Phase II Trial in Sickle Cell Disease Patients with Chronic Iron Overload Demonstrates that the Once-Daily Oral Iron Chelator Deferasirox (Exjade®, ICL670) is Well Tolerated and Reduces Iron Burden. Blood 2005; 106(11):abst 313

94. Ware RE, Zimmerman SA, Sylvestre PB, Mortier NA, Davis JS, Treem WR, Schultz WH. Prevention of secondary stroke and resolution of transfusional iron overload in children with sickle cell anemia using hydroxyurea and phlebotomy. J Pediatr 2004; 145: 346-352

95. Gulbis B, Haberman D, Dufour D, Christophe C, Vermylen C, Kagambega F, Corazza F, Devalck C, Dresse MF, Hunninck K, Klein A, Le PQ, Loop M, Maes P, Philippet P, Sariban E, Van Geet C, Ferster A. Hydroxyurea for sickle cell disease in children and for prevention of cerebrovascular events: the Belgian experience. Blood 2005; 105: 2685-2690.

96. Bernaudin F, Verlhac S, Coic L, Lesprit E, Brugieres P, Reinert P: Long-term follow-up of sickle cell disease patients with abnormal high velocities on transcranial Doppler. Pediatr Radiol 2005; 35:242-248

97. www.stjude.org

98. Markham MJ, Lottenberg R, Zumberg M: Role of phlebotomy in the management of hemoglobin SC disease: case report and review of the literature. Am J Hematol 2003; 73: 121-125

99. Bouchair N, Manigne P, Kanfer A, Raphalen P, de Montalembert M, Hagege I, Verschuur A, Maier- Redelsperger M, Girot R: Prevention of sickle cell crises with multiple phlebotomies. Arch Pediatr 2000; 7:249-255

100. Rombos Y, Tzanetea R, Kalotychou V, Konstantopoulos K, Simitzis S: Amelioration of painful crises in sickle cell disease by venesections. Blood Cells Mol Dis 2002; 28:283-287

Diagnostik bei Eisenüberladung

4. Diagnostik bei Eisenüberladung

Die diagnostische Abklärung einer Eisenüberladung geschieht in der Praxis häufig allein durch Messung der bekannten Blutparameter (Serum-Eisen, Transferrin-Fe-Sättigung und Serum-Ferritin). Diese indirekten Parameter erlauben aber keine (Serum-Eisen) bzw. nur eine ungenaue Abschätzung (Serum-Ferritin) der individuell vorliegenden Schweregrades der Eisenüberladung.

Neben der Art der betroffenen Zellen (parenchymale oder makrophageale Eisenspeicherung) ist die Größe der Eisenspeicher ein bestimmender Parameter für das klinische Ergebnis bei systemischen Eisenüberladungen – unabhängig davon, ob sie durch Bluttransfusionen (wie bei Thalassaemia major, Sichelzellanämie, aplastischer oder refraktärer Anämie oder myelodysplastischem Syndrom) oder durch hochregulierte Nahrungs-Eisenabsorption (hereditäre Hämochromatose, Thalassaemia intermedia, "iron-loading-anemias") verursacht werden. Die genaue Erfassung der Größe der Eisenspeicher ist essenziell für die Behandlung von chronisch transfundierten Patienten mit Eisenchelatoren, um einerseits die Toxizität durch erhöhte Organ-Eisenkonzentrationen und andererseits Nebenwirkungen durch eine Überdosierung des Chelators zu vermeiden (☞ Abb. 4.1) (1).

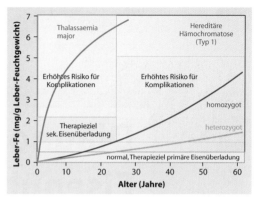

Abb. 4.1: Der Grad der individuell vorliegenden Eisenüberladung, hier angezeigt durch die Leber-Fe-Konzentration, ist ein Maß für das Risiko von Komplikationen bei Eisenüberladungserkrankungen. Die Art der Komplikationen wird auch durch die Eisenverteilung (parenchymale oder makrophageale Eisenspeicherung) bestimmt, die bei primärer und sekundärer Eisenüberladung unterschiedlich ist (vergl. Kap. 2. und Kap. 3.). Die Kurven zeigen typische Werte bei unbehandelten Patienten an.

Die Eisenspeicher können durch *direkte* und *indirekte* Methoden erfasst werden. Die Referenzmethode ist dabei die direkte Messung von Nicht-Häm-Eisen in einer Lebergewebsprobe. Seit der Einführung des Ferritin-Tests (2) sind in neuerer Zeit eine Reihe von weiteren indirekten (nicht-Transferrin-gebundenes Eisen [NTBI], Hepcidin) und nichtinvasiven (Magnetresonanz-Tomographie MRI, Biosuszeptometrie) Methoden zur Bestimmung der Eisenspeicher entwickelt worden (☞ Tab. 4.1). Viele der indirekten Parameter sind für die quantitative Bestimmung von normalen Eisenspeichern oder zur Abgrenzung des Eisenmangels durchaus geeignet, aber versagen bei Patienten mit Eisenüberladung. Zum Beispiel wurde mittels erschöpfender Aderlassbehandlung (quantitative

Indirekte Parameter	Direkte Parameter (invasiv)	Direkte Parameter (nichtinvasiv)
• Serum-Ferritin	• Leber-Biopsie	• Leber-Eisen (Standard)
• Transferrin-Sättigung	- Histologie (TIS)	- SQUID-Biosuszeptometrie
• Urin-Eisenexkretion (UIE)	- Eisenkonzentration	- Magnetresonanz-Tomographie (MRI-R2)
• NTBI	• Quantitative Phlebotomie	
• Hepcidin	• Endokard-Biopsie	• Herz-Eisen (T2*, investigativ)

Tab. 4.1: Indirekte und direkte Parameter in der Diagnostik und Kontrolle der Eisenüberladung.

Phlebotomie) in Normalpersonen die Relation von 8 mg Speicher-Eisen per 1 µg/l Ferritin gefunden (3), die für die Beurteilung einer Eisenüberladung allerdings unbrauchbar ist.

Nichtinvasive quantitative Eisenmessungen haben in den letzten Jahren zunehmendes Interesse gefunden (1), nachdem zwar mit molekularbiologischen Methoden die verschiedenen Formen der hereditären Hämochromatose besser differenziert werden können, aber nun auch die große Variabilität der überschüssigen Eisenspeicherung trotz gleicher Genetik bei Patienten sichtbar geworden ist. Durch die Entwicklung neuartiger Eisenchelatoren (Deferipron, Deferasirox) für die Behandlung sekundärer Eisenüberladungen ist das Interesse für eine genaue Therapiekontrolle zusätzlich angeregt worden (4). In den letzten Jahren ist die Entwicklung von nichtinvasiven Eisenmessungen im Herzen vorangetrieben worden, weil das Risiko für eine Herz-Eisenüberladung als Ursache von Herzinsuffizienz und Arrhythmien bei Patienten mit β-Thalassämie im Zuge der längeren Lebenserwartung dieser Patienten immer größer wird (5).

Einen zusätzlichen Stimulus erhielt diese Entwicklung durch Fortschritte in der Messtechnik. Die Leber-Eisensuszeptometrie mit SQUID-Biomagnetometern steht jetzt als Routine-Methode an verschiedenen Zentren der Welt zur Verfügung (New York, Hamburg, Turin, Oakland, Sao Paulo). Neue Hochtemperatur-basierte Systeme, die weniger technische Expertise erfordern, befinden sich in der Entwicklung und Testung (6). Fortschritte in der Magnetresonanz-Tomographie (MRI-R2) erlauben es heute, die Eisenverteilung in einem ganzen Querschnitt der Leber zu erfassen (7). Insbesondere die Anwendung von MRI-GRE-Methoden (*gradient recalled echo*) zur Erfassung der relativ niedrigen Herz-Eisenkonzentration (T_2^*) haben neue Möglichkeiten in der Behandlung der Transfusionssiderose eröffnet (8).

4.1. Indirekte Parameter

4.1.1. Serum-Ferritin als Überwachungsparameter

Trotz der Limitierungen der Serum-Ferritin-Messung zur Erfassung der Eisenspeicher bei Patienten mit Eisenüberladung (9) hat dieser Parameter seine Berechtigung in der Kontrolle der Eisenspeicher. Assays zur Bestimmung des Serum-Ferritins sind

- weltweit verfügbar
- gut standardisiert und
- aufgrund ihrer Kosteneffektivitat wiederholt in kurzen Zeitabständen einsetzbar.

Bei Abwesenheit von Störfaktoren wie Entzündungen, Vitamin C-Mangel, oxidativem Stress, Leberfunktionsstörungen, vermehrtem Zelluntergang etc. wird SF proportional zur Größe der zellulären Eisenspeicher im Plasma angetroffen. Allerdings ist der Zusammenhang zwischen SF und den Eisenspeichern bei Eisenüberladungskrankheiten wie Thalassämie, Sichelzellanämie, hereditärer Hämochromatose oder anderen Hämoglobinopathien relativ komplex wie Abb. 4.2 zeigt.

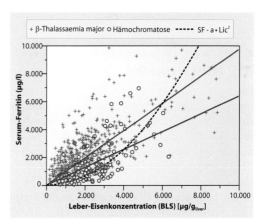

Abb. 4.2: Serum-Ferritin (SF) und Leber-Eisenkonzentration (LIC) in Patienten mit β-Thalassaemia major (n = 626; SF/LIC = 1,13, r^2 = 0,59) und hereditärer Hämochromatose (n = 142; SF/LIC = 0,47, r^2 = 0,35; quadratische Funktion; SF/LIC² = 1,6 x 10⁻⁴, r^2 = 0,54).

Die Korrelation zwischen Serum-Ferritin (SF) und Leber-Eisenkonzentration (LIC) ist für Patienten mit β-Thalassaemia major und hereditärer Hämochromatose zwar hoch signifikant, als Prediktor für die Größe der Eisenspeicher ist SF jedoch unge-eignet (Bestimmtheitsmaß r^2: 59 % bzw. 54 %). Der nichtlineare Zusammenhang für hereditäre Hämochromatosen in Abbildung 4.1 zeigt die einsetzende Leberfibrose und die Auffüllung der RES-Eisenspeicher mit zunehmender Eisenüberladung an. Darüber hinaus ist das Verhältnis SF/LIC für verschiedene Eisenüberladungs-Krankheiten sehr unterschiedlich. Transfusionssiderosen besitzen im Plasma bei gleichen Eisenspeichern relativ höhere Ferritinkonzentrationen als eisenladende Anämien (nicht transfundierte β-Thalassaemia intermedia) und hereditäre Hämochromatosen (10). Dieses krankheits-spezifische Verhältnis SF/LIC sollte bei der semi-quantitativen Einschätzung der Eisenspeicher Beachtung finden.

Dennoch ist über einen kurzen Zeitraum (1-3 Jahre) bei bekanntem individuellen SF/LIC-Verhältnis das Serum-Ferritin ein brauchbarer Verlaufsparameter für die Eisenspeicher solange die Transfusions- und Chelat-Behandlung nicht geändert wird, die Compliance des Patienten gegeben ist und etwaige Störparameter wie Entzündungen (☞ oben) berücksichtigt werden. Die Messung der Eisenkonzentration im Serum-Ferritin, von der man anfangs annahm, dass sie die Eisenspeicher ungestört reflektieren würde, hat sich gegenüber der Messung des Serum-Ferritins als nicht überlegen erwiesen (11).

4.1.2. Weitere indirekte Parameter (TfS, NTBI, Hepcidin)

Parameter wie Serum-Eisen oder Transferrin-Eisen-Sättigung (TfS) reagieren sehr empfindlich auf erhöhte Eisenkonzentrationen im Blut, geben aber keine Information über den Grad der bestehenden Eisenüberladung. Sie haben eine gewisse Berechtigung bei der Diagnostik der hereditären Hämochromatose (Screening-Parameter: TfS > 52 %) bzw. bei der Überwachung der Aderlass-Therapie (Monitor-Parameter: 20 < Tfs < 52 %) (12). Bei Patienten mit sekundären Siderosen sind sie meist ständig oberhalb der Norm und deshalb diagnostisch eher wertlos.

Früher wurde häufig der *Desferal-Urin-Eisenex-kretionstest* zur Bestimmung des Speicher Eisens eingesetzt, ohne dass er einer kritischen Überprüfung standhielt. Im Hinblick auf die toxische Wirkung von Eisen könnte dieser Test neues Interesse finden (13).

In Studien wird häufig das nicht-Transferrin-gebundene Eisen im Serum (NTBI) bestimmt, dem eine große Rolle als katalytisch aktive Eisenform in der Pathogenese der Eisenüberladung zugeschrieben wird. Neuerdings kann auch daraus eine evtl. biologisch aktive Unterfraktion (LPI, *labile plasma iron*) bestimmt werden. NTBI tritt bei verschiedenen Eisenüberladungserkrankungen, aber auch bei anderen Krankheiten (z.B. Krebsleiden, Z.n. Chemotherapie) auf; immer, wenn im Blut die Transferrin-Eisen-Sättigung > 50 % erhöht ist. Ein Zusammenhang mit Gesamtspeicher-Eisen besteht offenbar nicht, deswegen hat sich dieser Parameter in der Routinediagnostik nicht durchgesetzt.

Hepcidin spielt offenbar eine zentrale Rolle in der Regulation des Eisenstoffwechsels, speziell der intestinalen Eisenabsorption. Eine Bestimmung von Hepcidin in Urinproben ist zuverlässig möglich. Es bleibt abzuwarten, ob dieser Parameter diagnostisch bei Patienten mit primärer oder sekundärer Eisenüberladung zukünftig eine Rolle spielen wird.

4.2. Direkte Parameter

4.2.1. Leber-Eisenquantifizierung

Bei Patienten mit sekundärer Eisenüberladung werden 70-90 % des Gesamtspeicher-Eisens in den Hepatozyten und Kupfferzellen der Leber gespeichert, hauptsächlich als Ferritin- und Hämosiderin-Eisen (9, 15). Effekte einer Eisenentzugstherapie mittels Chelatoren oder Aderlässen werden am stärksten in der Leber angezeigt. Die Bestimmung der Eisenkonzentration in der Leber erfolgt entweder *invasiv* durch Leberpunktion oder *nichtinvasiv* durch die Ausnutzung der paramagnetischen Eigenschaften des Speicher-Eisens. Andere nichtinvasive Methoden, die die höhere Elektronendichte der Eisenatome (Z = 26) ausgenutzt haben wie die Röntgen-Computer-Tomographie (16, 17) oder die die Kernenergieniveaus des Eisen-Isotops ^{56}Fe angeregt haben wie die *Kern-Resonanz-Streuung* (18) konnten sich bisher nicht durchsetzen. Mit Ausnahme der Kern-Resonanz-Streuung sind all diese Methoden nicht spezifisch für Eisen.

Sowohl die Magnetresonanz-Tomographie (MRI) als auch die Biomagnetische Leber-Suszeptometrie (BLS) basieren auf den paramagnetischen Eigenschaften des Speicher-Eisens, und für beide gelten die gleichen physikalischen (magnetisches Dipolmoment) und mathematischen Grundkonzepte. Die magnetischen Dipolmomente, sowohl die der Protonen bei MRI bzw. die der Eisenatome (Ferritin, Hämosiderin) bei BLS, erfahren in einem angelegten Magnetfeld eine Ausrichtung, die durch thermische Bewegung gestört wird, sodass nur eine kleine feldinduzierte Fraktion von Dipolmomenten letztlich das für die Diagnostik nutzbare Signal erzeugt. Die Summe aller magnetischen Dipolmomente Σm_i in einem Volumenelement dV erzeugt die Magnetisierung M, wobei diese für dia- und paramagnetische Materie (biologisches Gewebe) proportional dessen *magnetischer Suszeptibiltät* (Materialkonstante) χ und dem externen Magnetfeld B_f ist (☞ Gleichung 4.1).

▶ Gleichung 4.1

$$\Sigma m_i / dV = M \sim \chi\, B_f$$
(*magnetische Suszeptibilität*)

Die Änderung des magnetischen Flusses $\Delta\Phi$ (☞ Gleichung 4.2) wird in einer Detektorspule, die in einem Volumenelement dV ein virtuelles Magnetfeld B_d erzeugt, entweder als Radiowellen-Signal (MRI) bzw. als Spannungsänderung (BLS) angezeigt (19).

▶ Gleichung 4.2

$$\Delta\Phi = \int M(r) \cdot B_d\, dV$$
(*magnetisches Flussintegral für MRI und BLS*)

4.2.1.1. Quantitative Eisenbestimmung mittels Leberbiopsie

Seit der Durchführung der ersten Leberbiopsie durch Paul Ehrlich (1883) und der massenhaften Anwendung während und nach dem 2. Weltkrieg im Zusammenhang mit Hepatitis-Infektionen haben verschiedene Leberbiopsie-Methoden Eingang in die klinische Routine gefunden (20). Die häufigsten Komplikationen sind Blutdruckabfall aufgrund von Blutungen (21) und Schmerzen bei ca. 30 % der Patienten (22).

Inwieweit die Messung der Eisenkonzentration in einer Leberbiopsie als Referenzmethode für die genaue und repräsentative Bestimmung der Eisenspeicher gelten kann, ist ein immer wieder diskutiertes Problem. Es herrscht jedoch Einigkeit darüber, dass ein Mindestgewicht von ca. 4 mg Feuchtgewicht bzw. 1 mg Trockengewicht für eine quantitative Bestimmung nicht unterschritten werden sollte (23). Außerdem sollte die Eisenver-

teilung in der Leber homogen sein, was bei Eisenüberladungskrankheiten nicht immer gegeben ist (24).

In eisenüberladenen Patienten ohne Lebererkrankung haben Barry und Sherlock (25) eine gute Übereinstimmung (Variationskoeffizient VK = 7,1 %) zwischen zwei Leberbiopsien aus voneinander entfernten Leberregionen erhalten, allerdings bei einem durchschnittlichen Trockengewicht von 10 mg. Unter heutigen Bedingungen wurde bei Patienten mit β-Thalassaemia major und Sichelzellanämie mit einer Bajonett-Biopsienadel (mittleres Trockengewicht 0,94 mg) eine ebenso gute Übereinstimmung gefunden, wie die Abb. 4.3 zeigt (26), wobei allerdings auch Unterschiede von bis zu 30 % gefunden wurden.

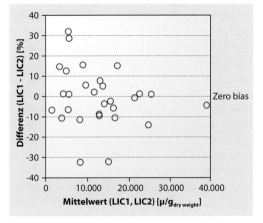

Abb. 4.3: Relative Abweichung der Eisenbestimmung (Altman-Bland-Plot) zwischen zwei in Paraffin eingebetteten Biopsien aus der gleichen Leberregion (VK 7,6 %) (34).

Solange die Eisenbestimmung aus einer Leberbiopsie nur in einem Labor und mit der gleichen Biopsie-Technik (Menghini, True-Cut etc.) erfolgt, kann diese *in vitro*-Methode – abgesehen von Problemen der Eisenverteilung – als Referenz-Methode angesehen werden (26).

Beim Vergleich mit *in vivo*-Methoden, die LIC per se im nativen feuchten Zustand messen und wie MRI meistens gegen LIC per Trockengewicht kalibriert werden, können Unterschiede im Feucht-zu-Trockengewichts-Verhältnis für LIC-Variationen von im Mittel 20 % hinzukommen. Der lange Zeit unkritisch übernommene Konversionsfaktor von 3,33 für die Leber-Eisenkonzentration und die daraus abgeleiteten empfohlenen LIC-Bereiche (27) für die Therapie von Thalassämie-Patienten lassen sich so nicht länger aufrechterhalten, wie eine neuere Untersuchung an Autopsie-Lebern (28) und schon frühere Studien gezeigt haben (26, 29). Die Tab. 4.2 zeigt für verschiedene Leberbiopsie-Prozeduren (Feuchtgewichts-Bestimmung, Trockengewichts-Bestimmung, Paraffin-Block) die aktuellen Konversions-Faktoren und die sich daraus ergebenden neuen Empfehlungs-Bereiche für die Leber-Eisenkonzentration (29).

Neben der physikalisch-chemischen Bestimmung der Eisenkonzentration kann die Eisenverteilung in einem histologischen Schnitt der Leber nach Anfärbung auch semi-quantitativ beurteilt werden. Als weitgehend standardisierte Methode ist das Beurteilungs-Schema von Deugnier (31) anzusehen, das den Grad der Eisenablagerung in Hepatozyten und Kupffer-Zellen auf einer Skala von 0 bis 60 (*total iron score* TIS) bewertet.

Die *quantitative Phlebotomie* wird bei Patienten mit hereditärer Hämochromatose seit langem zur Erfassung des Gesamtspeicher-Eisens eingesetzt. Eine Schwierigkeit ist dabei die Bestimmung der relativ hohen Absorptionsrate aus Nahrungs-Eisen, die besonders gegen Ende der Aderlasstherapie-Serie Eisen-Absorptionsraten von bis zu 10 mg/d und mehr annehmen kann. Dieses Modell eignet sich aber auch dazu, um nichtinvasive Methoden zu validieren, wie der nachgewiesene lineare Zusammenhang zwischen durch Aderlässe mobilisierter Eisenmenge und der mittels SQUID-Biosuszeptometrie bestimmten Leber-Eisenkonzentration gezeigt hat (6).

Die Kenntnis der Leber-Eisenkonzentration erlaubt auch eine Abschätzung des Speicher-Eisens, wie Studien mit erschöpfenden quantitativen Phlebotomien gezeigt haben. In β-Thalassämie-Patienten nach Knochenmarks-Transplantation wurde die Relation (☞ Gleichung 4.3) zwischen dem durch erschöpfende Phlebotomien bestimmten Ganzkörper-Speicher-Eisen (*total body iron* TBI [mg Fe]) und der gemessenen Leber-Eisenkonzentration (LIC [mg/$g_{dry\ weight}$]) von in Paraffin eingebetteten Biopsien unter Berücksichtigung des Körpergewichts (*body weight* BW [kg]) erhalten (32).

▶ Gleichung 4.3

$$TBI = 10,6 \cdot LIC_{dry\ weight} \cdot BW$$
$$(\textit{Ganzkörper-Speicher-Eisen})$$

Inwieweit sich diese Relation auf Patienten mit Eisenüberladung aufgrund akuter Bluttransfusionen übertragen lässt, bleibt dahingestellt.

4.2.1.2. Biomagnetische Lebersuszeptometrie

Die Möglichkeit, die magnetische *in vivo*-Suszeptometrie zur Messung des Leber-Eisens auszunutzen, wurde erstmalig von Bauman & Harris (33) an eisenüberladenen Ratten aufgezeigt. Allerdings waren die technischen Voraussetzungen zu der Zeit noch unzureichend. Ausreichend empfindliche SQUID-Magnetometer (SQUID = Superconducting QUantum Interference Device) basierend auf dem quantenmechanischen Josephson Effekt wurden erst später entwickelt. Im Falle der Bioma-

LIC (in vivo)		LIC (70 %) (mg/$g_{dry\ w.}$)	LIC (FT) (mg/$g_{dry\ w.}$)	LIC (PB) (mg/$g_{dry\ w.}$)	Kommentar
µg/g_{liver}	µmol/g_{liver}		4,37	5,83	120 °C Hitze getrocknet (28)
Konversions-Faktor		3,33	4,8	6,4	LIC $_{wet\ w.}$ = 1,1 · LIC$_{in\ vivo}$
1.000	18	3,33	4,5 ± 0,8	5,5 ± 1,0	Untere optimale Schwelle (27)
1.300	23	4	5,9	7,2	max. LIC C282Y (±) (12)
2.100	38	7,0	9,6 ± 1,7	11,7 ± 2,1	Obere optimale Schwelle (27)
2.884	52	10	13,0	16,0	Fibrose Progression (30)
4.500	80	15,0	20,1 ± 3,6	24,6 ± 4,5	Risiko für Herzkrankheit (27)

Tab. 4.2: Empfohlene optimale Lebereisen-Konzentrationen (**LIC** = 18 - 38 µmol/$g_{wet\ weight}$) für die Behandlung von transfundierten Thalassämie-Patienten (27). Konversionsfaktoren (28) beziehen sich auf *in vivo*-LIC und sind für LIC aus in Paraffin eingebetteten Biopsien (*paraffin block* PB) und aus Frischgewebe (*fresh tissue* FT) angegeben. Der weithin übernommene Feucht-zu-Trockengewichts-Faktor von 3,33 (27) basiert auf dem Wassergehalt von 70 % der normalen Autopsie-Leber und stellt einen unteren Wert dar.

gnetischen Leber-Suszeptometrie (BLS) ist die Magnetisierung in Gleichung 4.3 direkt proportional zum angelegten Feld B_f und zur magnetischen Suszeptibilität aller Atome pro Volumenelement, wobei eine mikroskopische Heterogenität der Atome keinen Einfluss auf den Wert von χ hat. Daraus ergibt sich das Suszeptometrie-Signal durch Integration über alle Volumenelemente dV im Abstand r von der Detektorspule als

▶ Gleichung 4.4

$$\Delta\Phi = + \chi(\rho)\ B_f(r)B_d(r)\ dV$$
(*Suszeptometrie-Signal*)

In der praktischen Realisierung der BLS wird meistens die *Differenz-Methode* benutzt (☞ Abb. 4.4). Dabei wird die Änderung der magnetischen Volumensuszeptibilität $\Delta\chi$ zwischen Thorax und dem Referenzmedium Wasser gemessen (34).

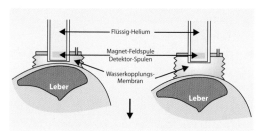

Abb. 4.4: Differenz-Methode zur Messung der Leber-Eisenkonzentration: Der Patient wird im Magnetfeld der Startposition (links, 20-30 Milli-Tesla) um ca. 5-10 cm (rechts, ca. 1 Milli-Tesla) senkrecht nach unten bewegt. Während dieses vertikalen Scans folgt die Wasserkopplungs-Membran dem Patienten, und die Änderung des magnetischen Flusses wird als Funktion des Abstandes in den Detektorspulen und SQUIDs gemessen.

Die Änderung der magnetischen Volumensuszeptibilität $\Delta\chi$ wird durch das paramagnetische Ferritin- und Hämosiderin-Eisen ($\chi_{Fe} = 1600 \cdot 10^{-6}$) und das Referenzmedium (Wasser) bestimmt, wobei die diamagnetischen Eigenschaften von biologischem Körpergewebe und Wasser näherungsweise gleichgesetzt werden können ($\chi = -9 \cdot 10^{-6}$) und um 3 Größenordnungen vom Ferritin-/Hämosiderin-Eisen übertroffen werden. In erster Näherung kann daraus die Leber-Eisenkonzentration (LIC) bestimmt werden (6).

▶ Gleichung 4.5

$$LIC = \Delta\chi\ /\ \chi_{Fe}$$
(*spezifische magnetische Ferritin-Suszeptibilität*)

Erstmalig wurde diese Methode gegen die Eisenkonzentrationen in Leberbiopsien von Patienten mit hereditärer Hämochromatose validiert (35). Wie die Gleichungen 4.4 und 4.5 zeigen, ist keine Kalibrierung gegen Leberbiopsien notwendig. Es erfolgt lediglich eine physikalische Kalibrierung gegen ein Objekt mit bekannter magnetischer Suszeptibilität und definierter Geometrie (36). Insofern ist die BLS eine streng mathematisch-physikalische Methode, wobei das Flussintegral für den der Verlauf des Mess-Signals (☞ Gleichung 4.4) gegen den Abstand genau berechnet werden kann.

Allerdings musste auch diese Methode mit biologischen Modellen (Eisenbestimmung in Leberbiopsien, quantitative Phlebotomie) validiert werden (6, 35, 37). Diese Validierung ergab an 38 Patienten mit hereditärer Hämochromatose (und Thalassämien) einen streng linearen Zusammenhang ($r^2 = 0.98$) mit der Eisenbestimmung in Feuchtgewichts-Biopsien (Atomabsorptions-Spektroskopie) im Bereich von 30 bis 5.000 µg/$g_{wet\ weight}$ mit einem Regressionskoeffizienten von 1,00 ± 0,03, der damit die Richtigkeit der spezifischen magnetischen Suszeptibilität des Hämosiderin-/Ferritin-Eisenkomplexes anzeigt (Gleichung 4.4).

Da bei Patienten mit Transfusions-Siderose 70-90 % des Ganzkörper-Speicher-Eisen in der Leber gespeichert sind (15), lässt sich durch zusätzliche Messung des Lebervolumens das gesamte Leber-Eisen (u.U. zusätzlich das Milz-Eisen) bestimmen. Unter der Annahme, dass das Leber- und Milz-Eisen 80 % des Speicher-Eisens darstellt, kann daraus das Ganzkörper-Speicher-Eisen (*total body iron* TBI) berechnet werden (9). In Abbildung 4.5 ist dies für eine typische Biosuszeptometrie-Indikation, die Messung der Eisenspeicher vor und nach Knochenmark-Transplantation, dargestellt.

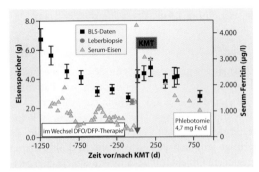

Abb. 4.5: Überwachung und Kontrolle der Eisenparameter bei einem Patienten mit β-Thalassaemia major vor und nach Knochenmark-Transplantation (KMT). Der Verlauf des Eisenspeicherung wird gut durch die nichtinvasiven Messungen des Lebereisens (BLS) wiedergegeben.

4.2.1.3. Quantitative Magnetresonanz-Tomographie der Leber

Gemäß Gleichung 4.2 wird die Größe des resonanten Radiowellensignals der Protonen (65,2 MHz bei 1,5 Tesla) in der Detektorspule eines MRI-Geräts von der Kern-Magnetisierung $\mathbf{M(r)}$ aller Protonen im jeweiligen Volumenelement dV des Körpers, der Detektor-Konfiguration und dem Abstand $\mathbf{r}$ zur Detektorspule bestimmt. Anders als bei der Suszeptometrie gibt es jedoch nach heutigem Kenntnisstand keine befriedigende quantitative Theorie für die Wechselwirkung von Eisenatomen mit der Kernmagnetisierung der Protonen (38) und für die daraus resultierende longitudinale und transversale Relaxation ($R_1 = 1/T_1$ und $R_2 = 1/T_2$). Darüber hinaus wird die Wechselwirkung der Protonen mit einem magnetischen Zentrum von einer Reihe von Parametern beeinflusst wie der Zahl der Protonen-Liganden, ihrer Beweglichkeit (*correlation time*), der Größe der Ferritin- und Hämosiderin-Molekül-Cluster, unterschiedliche Protonen-Pools etc. Diese komplexen Zusammenhänge eröffnen andererseits auch die Möglichkeit zusätzliche Informationen über die Hämosiderin- und Ferritin-Eisenverteilung zu erhalten (39). Die eisenspezifische *in vivo*-MR-Tomographie von ^{57}Fe ist wegen der sehr kleinen Sensitivität (^{1}H : ^{57}Fe = 1 : 10^{-5}) und der z. Zt. erreichbaren Magnetfeldstärken nicht möglich.

Trotz aller Komplexität bietet die quantitative MRI-Eisenbestimmung auch eine Reihe von Vorteilen, wenn die nötige Expertise vorhanden ist. Diese beruhen hauptsächlich auf der dreidimensionalen Lokalisation (Bildgebung) und der Erfassung von tiefliegenden Organregionen. Seit Mitte der 90er Jahre haben sich verschiedene MRI-Methoden zur Erfassung des Leber-Eisens herauskristallisiert, die laufend eine Verbesserung durch homogenere Magnetfelder und kürzere Echozeiten erfahren haben. Es soll hier nur auf die Single-Spin-Echo-Methode (SSE) zur Bestimmung der *transversalen Relaxationszeit T_2* eingegangen werden (40-42), die heute als anerkanntes quantitatives Verfahren zur Leber-Eisenbestimmung und seiner 2-dimensionalen Verteilung (liver iron imaging) mit standardisiertem Messprotokoll und zentraler Analyse (Ferriscan®) weltweit zur Verfügung steht (43).

Bei dem Spin-Echo-Verfahren klingen die in der Detektorspule empfangenen Radiowellen-Signal-Intensitäten SI der Echos, die durch Anregungsimpulse im Abstand einer gewählten Echozeit T_E erzeugt werden, exponentiell mit der transversalen oder Spin-Spin-Relaxationszeit T_2 ab. In erster Näherung gilt die Gleichung 4.6 mit den neben T_2 zu bestimmenden Signalintensitäten SI bei $T_E = 0$ und bei $T_E \to \infty$.

▶ Gleichung 4.6

$$SI\,(T_E) = SI_o \cdot EXP(-T_E/T_2) + SI_8$$
$$(transversale\ Relaxation)$$

Bei der SSE-Methode wird nur das qualitativ beste 1. Echo registriert und die Echozeit wird variiert. Die Funktion 4.6 wird an die resultierenden Signal-Intensitäten angepasst. Bei Vorhandensein von mehreren Protonenpools mit unterschiedlichem Relaxationsverhalten muss die monoexponenzielle Funktion 4.6 zu einer bi- oder multiexponenziellen Funktion erweitert werden (43). Ob ein biexponenzielles Modell für die Leber wirklich bessere Resultate liefert oder angesichts der verwendeten Echozeiten und dem z. Zt. erreichbaren Signal-Rausch-Verhältnis der MRI-Tomographen überstrapaziert zu sein scheint, müssen zukünftige Forschungen zeigen (44).

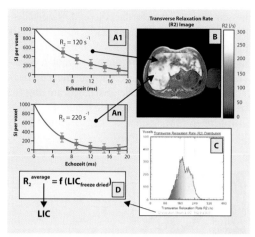

Abb. 4.6: Eisenverteilung in einer 5 mm Leberschicht eines Patienten mit HbE/β-Thalassämie (29 Jahre, HCV+; 1,5 Tesla Philips Intera Gyroscan®, CHRCO-Oakland, USA) mit einer durchschnittlichen Leber-Eisenkonzentration von 18,6 mg/$g_{dry\,weight}$ (Ferriscan®). Die transversale Relaxation R_2 pro Volumenelement und somit die Eisenverteilung variiert von 6,0 mg/$g_{dry\,weight}$ (rot: $R_2 = 92\,s^{-1}$) bis 30,5 mg/$g_{dry\,weight}$ (gelb: $R_2\,280 = s^{-1}$).

In Abbildung 4.6 ist die SSE-Methode mittels Ferriscan®-Analyse (43) exemplarisch für einen transfundierten Patienten mit HbE/β-Thalassämie gezeigt, bei dem aufgrund klinischer Daten (Ferritin: 6.600 µg/l, ALT: 200 U/l, Transfusion: 100 ml/kg/Jahr, Deferoxamin-Chelatordosis: 10 mg/kg/d) der Verdacht bestand, dass das Leber-Eisen durch SQUID-BLS (LIC ca. 11,3 mg/$g_{dry\,weight}$) unterrepräsentiert würde. Die exponenzielle Modell-Funktion zur Ermittlung der transversalen Relaxationen R_2 wird an die gemittelten Signalintensitäten pro Volumenelement (ca. 10 mm³) in Abhängigkeit von den Echozeiten angepasst (A1 ... An). Daraus wird dann für eine repräsentative Leberschicht das R_2-Bild berechnet und dargestellt (B). Aus dem R_2-Histogramm (C) wird dann mittels nichtlinearer Kalibrierkurve (D), die zuvor aus den *gefriergetrockneten* Leberbiopsien von 105 Patienten mit β-Thalassämie, hereditärer Hämochromatose und von HCV infizierten Patienten erstellt worden ist (43), die mittlere Leber-Eisenkonzentration berechnet.

4.3. Herz-Eisenquantifizierung

Auch wenn die Hauptmenge an Eisen bei Eisenüberladungs-Krankheiten in der Leber akkumuliert wird, kann es auch in anderen Organen zu kri-

tischen Eisenkonzentrationen kommen, was klinisch weit größere Beedeutng haben kann. Insbesondere bei Transfusions-Siderosen sind lebensbedrohliche Kardiomyopathien und Herzrhythmusstörungen mit einer Eisenüberladung des Herzens in Verbindung gebracht worden (45), während Herzprobleme bei hereditärer Hämochromatose eher selten vorkommen (46). In einer der repräsentativsten Studien zum Überleben von 1.146 Patienten mit β-Thalassaemia major, die zwischen 1960 und 1987 geboren worden sind, wurde Herzversagen als häufigste Todesursache (60 %) gefunden (5) (vergl. Kap. 6. und 7.). Diese Überlebensstudien und die Erfolge der Intensiv-Chelatorbehandlung bei Herzproblemen führten zu der Vorstellung, dass Patienten mit optimalen Eisenspeichern und an die Bluttransfusions-Rate angepasstem Chelator-Regime ein geringes Risiko für Herzprobleme zu erwarten hätten (27).

In den letzten Jahren wurden jedoch neuere Befunde erhoben, die bei β-Thalassaemia majorr keinen Zusammenhang zwischen der Häufigkeit von Herzproblemen und erhöhten Eisenspeicher-Parametern wie Ferritin und Leber-Eisenkonzentration aufzeigen. Mit einer neuen MRI-T_2^*-Methode wurde diese scheinbar paradoxe Situation direkt bestätigt, indem kurze T_2^*-Relaxationszeiten (mehr Eisen) auch im Herzen von gut chelierten Patienten mit niedrigem LIC gefunden wurden (8). Im Gegensatz dazu wurde in Studien an MDS-Patienten mit mehr klassischen MRI-Methoden (*spin-echo* T_2, SIR = *signal intensity ratio*) eine signifikante Korrelation zwischen MRI-Parametern im Herzen und LIC bzw. Ferritin gefunden (47).

Aktuell finden quantitative MRI-T_2^*-Herz-Messungen im Zusammenhang mit der klinischen Testung von neuen oralen Eisenchelatoren (Deferipron, Deferasirox) oder Chelator-Kombinationen (Deferoxamin und Deferipron) große Beachtung, da es möglicherweise Unterschiede in der Effizienz verschiedener Chelatoren gibt, das klinisch offenbar bedeutsame Speichereisen im Herzen zu entfernen (48,49).

4.3.1. Autopsie- und Endokard-Biopsie

Im Gegensatz zur Leber wird die direkte physikalisch-chemische Bestimmung der Herz-Eisenkonzentration (HIC = *heart iron concentration*) in einer Katheter-Biopsie eher selten durchgeführt und ist wegen der Inhomogenität der Eisenverteilung im Myokard-Gewebe auch nicht repräsentativ für das gesamte Herz-Eisen (50, 51).

In Autopsie-Herzen mit signifikanter histologischer Eisenfärbung haben Buja und Roberts (52) HIC-Werte zwischen 160 und 1.470 µg-Fe/g$_{wet}$ $_{weight}$ gefunden. Von Interesse für nichtinvasive Methoden dürfte auch das relativ hohe Feucht-zu-Trockengewichts-Verhältnis von 6,5 ± 0,6 sein. Alle Patienten mit HIC > 600 µg-Fe/g$_{wet}$ $_{weight}$ von mehr als 23 g transfundierten Eisen hatten eine Herzinsuffizienz entwickelt. Außerdem wurde ein Eisengradient im Myokard mit mehr Eisen im Epikard beobachtet. In Autopsie-Herzen von Patienten mit hereditärer Hämochromatose wurden HIC-Werte > 500 µg-Fe/g$_{wet}$ $_{weight}$ (normal: 20-125 µg-Fe/g$_{wet}$ $_{weight}$) im gesamten linksventrikulären Herzmuskel und im Septum gefunden (53). In einer anderen Autopsiestudie in Patienten mit HbE/β-Thalassämie, die an kardialer Hypertrophie litten, waren in Histologieschnitten nur leichte Eisenfärbungen sichtbar (54).

4.3.2. Quantitative Magnetresonanz-Tomographie des Herzens

Von allen nichtinvasiven Methoden zur Messung des Herz-Eisens erscheint zur Zeit die Magnetresonanz-Tomographie am vielversprechendsten zu sein (47). Insbesondere ist die MRI-T_2*-Methode für die Messung der vergleichsweise niedrigen Herz-Eisenkonzentration (☞ Kap. 4.3.1.) sensitiver als die mehr klassischen MRI-Methoden (T_2, SIR). Die transversale "magnetische" Relaxation R_2* = $1/T_2$* kennzeichnet den Zerfall der Protonenresonanz in der Umgebung lokaler Magnetfelder (Suszeptibilitäts-Effekte). Sie ist in erster Näherung der Summeneffekt aus der transversalen Relaxation $1/T_2$, die die Wechselwirkung mit den Kernspins der Nachbarprotonen kennzeichnet, und der Wechselwirkung mit den umgebenden Magnetfeld-Inhomogenitäten (nichtrephasierende technische Eigenschaften und/oder lokale magnetische Momente von Nachbaratomen; ☞ Gleichung 4.7) (19).

▶ Gleichung 4.7

$$R_2^* = 1/T_2^* = 1/T_2 + 1/T'$$

(*transversale "magnetische" Relaxationszeit T_2**)

Um die relativ kleinen magnetischen Suszeptibilitätseffekte der Nachbaratome genügend präzise zu

messen (T_2* < T_2), erfordert diese Methode allerdings sehr homogene Magnetfelder von ≥ 1,5 Tesla im Beobachtungsfenster, kurze Echozeiten (T_E < 3 ms) und die Lokalisation einer optimalen Messschicht. Wegen der dynamisch-komplexen Herzgeometrie ist die Methode aber auch anfällig für Artefakte insbesondere bei niedrigen Eisenkonzentrationen (55).

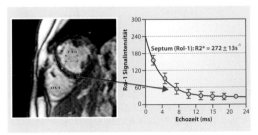

Abb. 4.7: Herz-MRI bei einem Patienten mit Thalassaemia major (29 Jahre) zur Ermittlung der Signalintensitäten im Septum (Roi-1) (*single breath-hold multiecho method* T_E = 7,45 ms: 1,5 Tesla Siemens Magnetom Symphony®, UKE Hamburg). Der anschließende Exponential-Fit analog Gleichung 4.7 liefert die durch magnetische Suszeptibilitätseffekte (Herz-Eisen) verkürzte Relaxationszeit T_2* = $1/R_2$* = 3,7 ms. Die Leber-Eisenkonzentration ist vergleichsweise niedrig (LIC [BLS] = 1.090 ± 114 µg/g$_{Leber}$).

Inzwischen hat sich die Messung von T_2* mittels Multi-Echo-Methode in einem Atemintervall als Standard für die Herz-Eisenbestimmung herauskristallisiert (56). Abbildung 4.7 zeigt dies am Beispiel einer transfundierten Patientin mit β-Thalassaemia major, deren Leber-Eisenkonzentration in den letzten 10 Jahren durch entsprechende Chelatordosis-Anpassung auf einem optimalen Wert von ca. 1.000 µg/g$_{Leber}$ gehalten werden konnte. Allerdings zeigte die Patientin bei normalen echokardiographischen Befunden in den letzten 2 Jahren gelegentlich Extrasystolen im EKG. Bei der Messung von T_2* kommt es zunächst auf eine genaue Lokalisation einer Schicht durch die kurze Herzachse in Höhe der Mitte des Papillar-Muskels an (☞ Abb. 4.6). Wegen der Suszeptibilitäts-Artefakte durch Lunge, Leber und Milz sollte man sich bei der Auswertung der Signalintensitäten auf das Septum beschränken (55).

Eine Kalibrierung von Herz-Eisenmessungen mittels MRI durch eine quantitative physikalisch-chemische Eisenbestimmung im Herzgewebe steht noch aus. Im Tierexperiment ist dies für T_2 und T_2^* (57) geschehen. An Patienten mit Eisenüberladung des Herzens konnte das bisher nur histologisch semiquantitativ mittels Endokard-Biopsien für T_2 (58) gezeigt werden. An einem Autopsie-Herzen (59) eines Thalassämie-Patienten wurde in einer Myokard-Biopsie des Septums eine Eisenkonzentration von 4,5 mg/$g_{dry\ weight}$ (ca. 700 µg/$g_{wet\ weight}$) bei einem T_2^* von 6,9 ms gemessen werden, was mit der Kalibrierung aus dem Tierexperiment relativ gut übereinstimmt.

Eine direkte Bestimmung der Herz-Eisenkonzentration ohne die Notwendigkeit einer Kalibrierung mittels chemisch-physikalischer Eisenmessung in Gewebeproben könnte zukünftig durch die kardio-magnetische Suszeptibilitäts-Messung mit MRI erfolgen (60).

4.4. Magnetresonanz-Tomographie von anderen Organen und Geweben

Die fehlende Korrelation der Leber- mit der Herz-Eisenkonzentration hat gezeigt, dass die Messung des Leber-Eisens als alleiniger Indikator für die Erfassung des Komplikationsrisikos durch Eisenüberladung nicht ausreicht. Es kann in bestimmten Organen und Drüsengeweben durch zwar kleine Eisenmengen zu einer kritischen organspezifischen Eisenkonzentration kommen.

4.4.1. Milz

Die Milz kann bei transfundierten Patienten infolge einer Vergrößerung signifikante Eisenmengen speichern. Im Durchschnitt ist die Milz-Eisenkonzentration niedriger als die Leber-Eisenkonzentration (9), kann aber bei einzelnen Patienten erheblich sein, so dass sich Änderungen in der Chelatordosis sich in der Leber erst verspätet zeigen. Die Messung der Milz-Eisenkonzentration ist für Milzvolumina ≥ 400 ml mittels SQUID-Biosuszeptometrie möglich und kann die Langzeit-Compliance mit der Chelator-Therapie anzeigen (61).

4.4.2. Hirnanhangsdrüse

Die vordere Hypophyse scheint am sensitivsten auf frühe toxische Effekte der Eisenüberladung zu reagieren. Dies steht im Zusammenhang mit der Beobachtung, dass 55 % der nach 1970 geborenen Thalassämie-Patienten des italienischen Thalass-

ämie-Registers einen Hypogonadismus zeigen (5). Die quantitative Messung von Eisen mittels MRI in der relativ kleinen vorderen Hypophyse (200 ± 100 mm^3) gestaltet sich schwierig. Inwieweit sich die Eisenüberladung der Hypophyse aus der Messung von Ferritin oder dem Leber-Eisen ableiten lässt, ist eine noch offene Frage, da die bisher eingesetzten MRI-Methoden (SIR) eher als semiquantitativ bezeichnet werden müssen (62). Ebenso ist der Zusammenhang zwischen Hypophysen-Funktion (gemessen mit dem Gonadotropin-Test) und einer Eisenüberladung (gemessen mit MRI-T_2) nicht eindeutig gezeigt (63).

4.4.3. Bauchspeicheldrüse

Eine bei Eisenüberladung häufig anzutreffende Komplikation ist die Glukoseintoleranz bzw. ein Diabetes mellitus Typ 2; sowohl bei hereditärer Hämochromatose als auch bei β-Thalassaemia major (5, 46). Die Pathogenese des Diabetes im Zusammenhang mit einer Siderose ist nicht wirklich verstanden (45, 64). Die Eisenüberladung in der Bauchspeicheldrüse führt zu oxidativem Stress in den Beta-Zellen, gefolgt von Zelltod und Glukoseintoleranz, wobei dieses Szenario allein nicht einen Diabetes zu verursachen scheint (65).

Bei Patienten mit β-Thalassaemia major wurde mit MRI-T_2^* ein signifikant höheres Pankreas-zu-Fett-Signalverhältnis als bei Normalpersonen gemessen, wobei dieses reziprok mit der Serum-Trypsinkonzentration korrelierte, was die Autoren mit progressiver Fetteinlagerung als Folge der Betazell-Apoptose erklären (66). Signifikante Unterschiede zwischen β-Thalassämie-Patienten mit und ohne Diabetes sind in der Bauchspeicheldrüse mit MRI-T_1-SIR gefunden worden, obgleich diese Ergebnisse durch das Problem der Fetteinlagerung bei progressiver Pankreasinsuffizienz beeinträchtigt sind.

4.4.4. Andere Drüsen und Gewebe

Die Eiseneinlagerung in andere Organe und Gewebe (Gonaden, Schilddrüse, Gehirn, Niere, Lunge) ist bisher wenig untersucht, wobei den Eisenspeichern im Gehirn bei Sichelzellanämien und auch hinsichtlich anderer Krankheiten (Parkinson, Alzheimer) eine besondere Bedeutung zukommt. Eine interessante neuere Methode stellt die Messung der magnetischen Suszeptibilität mit MRI (60) in spezifischen Hirnarealen dar, insbesondere das SWI (= *susceptibility weighted imaging*), das neben den üblichen Intensitäts-Bildern auch die Phasen-Bilder auswertet (67). Die Validierung dieser Methoden wird, wie bei der SQUID Biomagnetischen Leber-Suszeptometrie geschehen, ungleich schwieriger werden.

4.5. Literatur

1. Brittenham GM, Badman DG. Noninvasive measurement of iron: report of an NIDDK workshop. Blood 2003; 101:15-19.

2. Addison GM, Beamish MR, Hales CN, Hodgkins M, Jacobs A, Llewellin P. An immunoradiometric assay for ferritin in the serum of normal subjects and patients with iron deficiency and iron overload. J Clin Pathol 1972; 25:326-9.

3. Walters GO, Miller FM, Worwood M. Serum ferritin concentration and iron stores in normal subjects. J Clin Pathol 1973; 26:770-72.

4. Cappellini MD, Cohen A, Piga A, Bejaoui M, Perrotta S, Agaoglu L, Aydinok Y, Kattamis A, Kilinc Y, Porter J, Capra M, Galanello R, Fattoum S, Drelichman G, Magnano C, Verissimo M, Athanassiou-Metaxa M, Giardina P, Kourakli-Symeonidis A, Janka-Schaub G, Coates T, Vermylen C, Olivieri N, Thuret I, Opitz H, Ressayre-Djaffer C, Marks P, Alberti D. A Phase III study of deferasirox (ICL670), a once-daily oral iron chelator, in patients with β-thalassemia. Blood 2005; 107:3455-3462

5. Borgna-Pignatti C, Rugolotto S, De Stefano P, Zao H, Cappellini MD, Del Vecchio GC, Romeo MA, Forni GL, Gamberini MR, Ghilardi R, Piga A, Cnaan A. Survival and complications in patients with thalassemia major treated with transfusion and deferoxamine. Haematologica 2004; 89:1187-93.

6. Fischer R, Farrell DE. Liver iron susceptometry. In: Andrä W, Nowak H (Eds.). Magnetism in Medicine - a Handbook, 2nd Ed. Wiley-VCH, Berlin 2006 (in press)

7. Clark PR, St. Pierre TG. Quantitative mapping of transverse relaxivity (1/T2) in hepatic iron overload: a single spin-echo imaging methodology. Magn Reson Imag 2000; 18:431-38.

8. Anderson LJ, Holden S, Davis B, Prescott E, Charrier CC, Bunce NH, Firmin DN, Wonke B, Porter J, Walker JM, Pennell DJ. Cardiovascular T2-star (T2*) magnetic resonance for the early diagnosis of myocardial iron overload. Eur Heart J 2001; 22:2171-79.

9. Fischer R, Tiemann CD, Engelhardt R, Nielsen P, Dürken M, Gabbe EE, Janka GE. Assessment of iron stores in children with transfusion siderosis by biomagnetic liver susceptometry. Am J Hematol 1999; 60:289-99.

10. Nielsen P, Engelhardt R, Duerken M, Janka GE, Fischer R. Using SQUID biomagnetic liver susceptometry

in the treatment of thalassemia and other iron loading diseases. Transfus Sci 2000; 23:257-58.

11. Nielsen P, Engelhardt R, Düllmann J, Fischer R. Noninvasive liver iron quantification by SQUID-biosusceptometry and serum ferritin iron as new diagnostic parameters in hereditary hemochromatosis. Blood Cells Mol Dis 2002; 29:451–58.

12. Nielsen P, Fischer R, Engelhardt R, Düllmann J. Diagnosis of hereditary haemochromatosis using non-invasive methods. Transfus Med Hemother 2003; 30:27–36.

13. Jensen PD, Jensen FT, Christensen T, Nielsen JL, Ellegaard J. Relationship between hepatocellular injury and transfusional iron overload prior to and during iron chelation with desferrioxamine: a study in adult patients with acquired anemias. Blood 2003; 101:91–96.

14. Dürken M, Nielsen P, Knobel S, Finckh B, Herrnring C, Dresow B, Kohlschütter B, Stockschlader M, Krüger WH, Kohlschütter A, Zander AR. Nontransferrinbound iron in serum of patients receiving bone marrow transplants. Free Radic Biol Med 1997; 22:1159-63.

15. Modell B, Berdoukas V. The clinical approach to thalassemia. London: Grune & Stratton, New York 1984.

16. Guyader D, Gandon Y, Robert JY, Heautot JF, Jouanolle H, Jacquelinet C, Messner M, Deugnier Y, Brissot P. Magnetic resonance imaging and assessment of liver iron content in genetic hemochromatosis. J Hepatol 1992; 15:304-8.

17. Chatterton BE, Thomas CM, Schultz CG. Liver density measured by DEXA correlates with serum ferritin in patients with beta-Thalassemia Major. J Clin Densitom 2003; 6:283-88.

18. Wielopolski L, Zaino EC. Noninvasive in-vivo measurement of hepatic and cardiac iron. J Nucl Med 1992; 33:1278-82.

19. Rinck PA. Magnetic Resonance in Medicine. The Basic Textbook of the European Magnetic Resonance Forum (EMRF). ABW Wissenschaftsverlag GmbH, Berlin, 2003.

20. Bravo A, Sheth SG, Chopra S. Current concepts: liver biopsy. N Engl J Med 2001; 344:495-500.

21. Janes CH, Lindor KD. Outcome of patients hospitalized for complications after outpatient liver biopsy. Ann Int Med 1993; 118:96-98.

22. Tan KT, Rajan DK, Kachura JR, Hayeems E, Simons ME, Ho CS. Pain after percutaneous liver biopsy for diffuse hepatic disease: a randomized trial comparing subcostal and intercostals approaches. J Vasc Intervent Radiol 2005; 16:1215-19.

23. Ludwig J, Batts KP, Moyer TP, Baldus WP, Fairbanks VF. Liver biopsy diagnosis of homozygous hemochromatosis: a diagnostic algorithm. Mayo Clin Proc 1993; 68:263-267.

24. Ambu R, Crisponi G, Sciot R, VanEyken P, Parodo G, Iannelli S, Marongiu F, Silvagni R, Nurchi V, Costa V, Faa G, Desmet VJ. Uneven hepatic iron and phosphorous distribution in beta-thalassemia. J Hepatol 1995; 23:544-49.

25. Barry M, Sherlock S. Measurement of liver-iron concentration in needle-biopsy specimens. Lancet 1971; 1:100-3.

26. Butensky E, Fischer R, Hudes M, Schumacher L, Williams R, Moyer TP, Vichinsky E, Harmatz P. Variability in hepatic iron concentration in percutaneous needle biopsy specimens from patients with transfusional hemosiderosis. Am J Clin Pathol 2005; 123:146-52.

27. Olivieri NF, Brittenham GM. Iron-chelating therapy and the treatment of thalassemia. Blood 1997; 89:739-61.

28. Ropert-Bouchet M, Turlin B, Graham G, Rabault B, Le Treut A, Brissot P, Loréal O, Alberti D, Deugnier Y. Drying methods affect the wet:dry weight ratio of liver tissue samples and impact liver iron content (LIC) measurements. BioIron 2005, Prague, P274 (abstract).

29. Fischer R, Piga A, Harmatz P, Nielsen P. Monitoring long-term efficacy of iron chelation treatment with biomagnetic liver susceptometry. Ann N Y Acad Sci 2005; 1054:350-57.

30. Angelucci E, Muretto P, Nicolucci A, Baronciani D, Erer B, Gaziev J, Ripalti M, Sodani P, Tomassoni S, Visani G, Lucarelli G. Effects of iron overload and hepatitis C virus positivity in determining progression of liver fibrosis in thalassemia following bone marrow transplantation. Blood 2002; 100:17-21.

31. Deugnier YM, Loreal O, Trulin B, Guyader D, Jouanolle H, Moirand B, Jacquelinet C, Brissot P. Liver pathology in genetic hemochromatosis: a review of 135 homozygous cases and their bioclinical correlations. Gastroenterology 1992; 102:2050-59.

32. Angelucci E, Brittenham GM, McLaren CE, Ripalti M, Baronciani D, Giardini C, Galimberti M, Polchi P, Lucarelli G. Hepatic iron concentration and total body iron store in thalassemia major. N Engl J Med 2000; 343:327-31.

33. Bauman JH, Harris JW. Estimation of hepatic iron stores by in vivo measurement of magnetic susceptibility. J Lab Clin Med 1967; 70:246-57.

34. Farrell DE, Tripp JH, Zanzucchi PE, Harris JW, Brittenham GM, Muir WA. Magnetic measurement of human iron stores. IEEE Trans Magn 1980; 16:818-23.

35. Brittenham GM, Farrell DE, Harris JW, Feldmann ES, Danish EH, Muir WA, Tripp JH, Bellon EM. Magnetic susceptibility measurement of human iron stores. N Eng J Med 1982; 307:1671-75.

36. Paulson DN, Fagaly RL, Toussaint RM, Fischer R. Biomagnetic susceptometer with SQUID instrumentation. IEEE Trans Magn 1991; 27:3249-52.

37. Fischer R, Engelhardt R, Nielsen P, Gabbe EE, Heinrich HC, Schmiegel WH, Wurbs D. In: Hoke M, Erné SN, Okada YC, Romani GL (Eds.). Advances in Biomagnetism '91, Liver iron quantification in the diagnosis and therapy control of iron overload patients. Elsevier, Amsterdam 1992; 585-88.

38. Ghugre N, Coates TD, Nelson MD, Wood JC. Mechanisms of tissue-iron relaxivity: nuclear magnetic resonance studies of human liver biopsy specimens. Magn Reson Med 2005; 54:1185-93.

39. Sheth S, Tang H, Jensen JH, Altmann K, Prakash A, Printz DF, Hordorf AJ, Tosti CL, Azabagic A, Swaminathan S, Brown TR, Olivieri NF, Brittenham GM. MR measurement of ferritin and hemosiderin iron in patients with iron overload. Ann N Y Acad Sci 2005; 1054:358-78.

40. Kaltwasser JP, Gottschalk R, Schalk KP, Hartl W. Non-invasive quantitation of liver iron-overload by magnetic resonance imaging. Brit J Haematol 1990; 74:360-63.

41. Engelhardt R, Langkowski JH, Fischer R, Nielsen P, Kooijman H, Heinrich HC, Buecheler E. MRI-sequences for liver iron quantification: studies in aqueous iron solutions, iron overloaded rats and patients with hereditary hemochromatosis. Magn Reson Imaging 1994; 12:999-1007.

42. Papakonstantinou OG, Maris TG, Kostaridou V, et al. Assessment of liver iron overload by T2 quantitative magnetic resonance imaging: correlation of T2-qMRI measurements with serum ferritin concentration and histologic grading of siderosis. Magn Res Imaging 1995; 13:967-77.

43. St.Pierre TG, Clark PR, Chua-anusorn W, Fleming AJ, Jeffrey GP, Olynyk JK, Pootrakul P, Robins E, Lindeman R. Noninvasive measurement and imaging of liver iron concentrations using proton magnetic resonance. Blood 2005; 105:855-61.

44. Wood JC, Enriquez C, Ghugre N, Tyzka JM, Carson S, Nelson MD, Coates TD. MRI R2 and R2* mapping accurately estimates hepatic iron concentration in transfusion-dependent thalassemia and sickle cell disease patients. Blood 2005; 106:1460-65.

45. Brittenham GM, Griffith PM, Nienhuis AW, McLaren CE, Young NS, Tucker EE, Allen CJ, Farrell DE, Harris JW. Efficacy of deferoxamine in preventing complications of iron overload in patients with thalassemia major. N Engl J Med 1994; 331:567-73.

46. Strohmeyer G, Niederau C, Stremmel W. Survival and causes of death in hemochromatosis. Observations in 163 patients. Ann N Y Acad Sci 1988; 526:245-57.

47. Jensen PD, Jensen FT, Christensen T, Heickendorff L, Jensen LG, Ellegaard J. Indirect evidence for the potential ability of magnetic resonance imaging to evaluate the myocardial iron content in patients with transfusional iron overload. MAGMA 2001; 12:153-66.

48. Anderson LJ, Wonke B, Prescott E, Holden S, Walker JM, Pennell DJ. Comparison of effects of oral deferiprone and subcutaneous desferrioxamine on myocardial iron concentrations and ventricular function in beta-thalassaemia. Lancet 2002; 360(9332):516-20.

49. Pennell DJ, Berdoukas V, Karagiorga M, Ladis V, Piga A, Aessopos A, Gotsis ED, Tanner MA, Smith GC, Westwood MA, Wonke B, Galanello R. Randomized controlled trial of deferiprone or deferoxamine in beta-thalassemia major patients with asymptomatic myocardial siderosis. Blood 2005; 107:3738-3744.

50. Fitchett DH, Coltart DJ, Littler WA, Leyland MJ, Trueman T, Gozzard DI, Peters TJ. Cardiac involvement in secondary haemochromatosis: a catheter biopsy study and analysis of myocardium. Cardiovasc Res 1980; 14:719-24.

51. Barosi O, Arbustini E, Gavazzi A, Grasso M, Pucci A. Myocardial iron grading by endomyocardial biopsy. A clinico-pathologic study on iron overloaded patients. Eur J Haematol 1989; 42:382-88.

52. Buja LM, Roberts WC. Iron in the heart. Etiology and clinical significance. Am J Med 1971; 51:209-21.

53. Olson LJ, Edwards WD, McCall JT, Ilstrup DM, Gersh BJ. Cardiac iron deposition in idiopathic hemochromatosis: histologic and analytic assessment of 14 hearts from autopsy. J Am Coll Cardiol 1987; 10:1239-43.

54. Sonakul D, Thakerngpol K, Pacharee P. Cardiac pathology in 76 thalassemic patients. Birth Defects Orig Artic Ser 1988; 23:177-91.

55. Ghugre NR, Enriquez CM, Coates TD, Nelson MD Jr, Wood JC. Improved R2* measurements in myocardial iron overload. J Magn Reson Imaging 2006; 23:9-16.

56. Westwood M, Anderson LJ, Firmin DN, Gatehouse PD Charrier CC, Wonke B, Pennell DJ. A single breath-hold multiecho T2* cardiovascular magnetic resonance technique for diagnosis of myocardial iron overload. J Mag Reson Imag 2003; 18:33-39.

57. Wood JC, Otto-Duessel M, Aguilar M, Nick H, Nelson MD, Coates TD, Pollack H, Moats R. Cardiac iron determines cardiac T2*, T2, and T1 in the gerbil model of iron cardiomyopathy. Circulation 2005; 112:535-43.

58. Mavrogeni SI, Markussis V, Kaklamanis L, Tsiapras D, Paraskevaidis I, Karavolias G, Karagiorga M, Douskou M, Cokkinos DV, Kremastinos DT. A comparison of magnetic resonance imaging and cardiac biopsy in the evaluation of heart iron overload in patients with beta-thalassemia major. Eur J Haematol 2005; 75:241-47.

59. Westwood MA, Sheppard MN, Awogbade M, Ellis G, Stephens AD, Pennell DJ. Myocardial biopsy and T2* magnetic resonance in heart failure due to thalassaemia. Brit J Haematol 2004; 128:2.

60. Wang ZJ, Lian L, Chen Q, Asakura T, Zhao H, Cohen AR. 1/T2 and magnetic susceptibility measurements in a gerbil cardiac iron overload model. Radiology 2005; 234:749-55.

61. Fischer R. Liver iron susceptometry. In: Andrä W, Nowak H (Eds.). Magnetism in Medicine - a Handbook. Wiley-VCH, Berlin 1998; 286-301.

62. Argyropoulou MI, Kiortsis DN, Efremidis SC. MRI of the liver and the pituitary gland in patients with beta-thalassemia major: does hepatic siderosis predict pituitary iron deposition? Eur Radiol 2003;13:12-6.

63. Berkovitch M, Bistritzer T, Milone SD, Perlman K, Kucharczyk W, Olivieri NF. Iron deposition in the anterior pituitary in homozygous beta-thalassemia: MRI evaluation and correlation with gonadal function. J Pediatr Endocrinol Metab 2000; 13:179-84.

64. Cario H, Holl RW, Debatin KM, Kohne E. Insulin sensitivity and beta-cell secretion in thalassaemia major with secondary haemochromatosis: assessment by oral glucose tolerance test. Eur J Pediatr 2003; 162:139-46.

65. Cooksey RC, Jouihan HA, Ajioka RS, Hazel MW, Jones DL, Kushner JP, McClain DA. Oxidative stress, beta-cell apoptosis, and decreased insulin secretory capacity in mouse models of hemochromatosis. Endocrinology 2004; 145:5305-12.

66. Midiri M, Lo Casto A, Sparacia G, D'Angelo, P, Malizia R, Finazzo M, Montalto G, Solbiati L, Lagalla R, De Maria M. MR imaging of pancreatic changes in patients with transfusion dependent β-thalassemia major. Am J Roentgenol 1999; 173:187-92.

67. Haacke EM, Cheng NY, House MJ, Liu Q, Neelavalli J, Ogg RJ, Khan A, Ayaz M, Kirsch W, Obenaus A. Imaging iron stores in the brain using magnetic resonance imaging. Magn Reson Imaging 2005; 23:1-25.

Therapie der sekundären Eisenüberladung

5. Therapie der sekundären Eisenüberladung

5.1. Transfusionstherapie

Die Bluttransfusion ist bei kritischem Blutverlust oder bei lebensbedrohlichem Mangel an Blutbestandteilen nach wie vor eine lebensrettende und unverzichtbare Methode der Medizin. Als allgemeiner Grenzwert für die gegebene Indikation für eine Bluttransfusion gilt in Deutschland seit vielen Jahrzehnten ein Hämoglobinwert von 10 g/dl, obwohl die von der EU-Kommision beauftragte SANGUIS-Studie (1994) diesen Wert als zu hoch einschätzt (1).

In dem hier diskutierten Zusammenhang wird eine chronische Transfusionstherapie bei Blutkrankheiten im Sinne einer Blutbildungsstörung (Anämien, hämatologische Neoplasien, Aplastische Anämien) eingesetzt. Das Verständnis der sekundären Eisenüberladung wurde wesentlich durch die Erfahrungen mit der Mittelmeeranämie (β-Thalassämie, Morbus Cooley) gewonnen. Deswegen soll im Folgenden die Situation bei der β-Thalassaemia major beschrieben werden. Die meisten Patienten mit β-Thalassaemia major werden zwischen dem 6. Lebensmonat und dem 2. Lebensjahr mit einer Anämie diagnostiziert, wenn die Umstellung von fetalem Hämoglobin F ($a_2\gamma_2$) auf adultes Hämoglobin A ($a_2\beta_2$) erfolgt ist. Nach Diagnosestellung wird mit der Transfusionsbehandlung begonnen. Entscheidend für die Behandlung der Thalassämie mit Transfusionen ist die Balance zwischen Eisenbelastung und einer wirksamen Suppression der ineffektiven Erythropoese. Hämolyse und ineffektive Erythropoese verursachen die Anämie, der jeweilige Anteil variiert bei den verschiedenen Formen der Thalassämie. Das Knochenmark von Patienten mit β-Thalassämie enthält etwa 5- bis 6-mal so viel erythropoetische Vorläuferzellen wie das Knochenmark gesunder Personen und etwa 15-mal so viele apoptotische Zellen (2). Die beschleunigte Apoptose wird durch die Ablagerung freier alpha-Globinketten verursacht (3). Eine zu geringe Transfusionsfrequenz oder -menge führt zu einer Expansion der medullären und extramedullären Blutbildung. Die Folgen sind Knochendeformitäten mit typischen Veränderungen wie Bürstenschädel, prominenten Stirnhöckern und Kieferknochen, Prognathie, Ausdünnung der Kompakta und Hepatosplenomegalie (4-6). Regelmä-ßige Transfusionen verhindern dies und verbessern Wachstum und Entwicklung (7).

Zudem führt die ineffektive, gesteigerte Erythropoese zur vermehrten intestinalen Eisenaufnahme. Zurzeit gilt ein Transfusionsregime, welches einen Hämoglobinwert von 9-10 g/dl prätransfusionem anstrebt, als ideal. Mit diesem Regime wachsen Kinder besser, Hepatosplenomegalie und Knochendeformitäten sind geringer ausgeprägt (8).

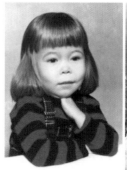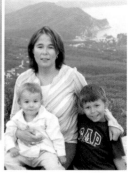

Abb. 5.1: **Links**: Bild eines 4-Jahre alten Mädchens mit unbehandelter β-Thalassämie. Typischer Gesichtsschädel mit prominenter Maxilla und verbreiteter Nasenwurzel. **Rechts**: Gleiche Patientin im Alter von 29 Jahren (mit ihren beiden Kindern). Transfusionstherapie ab dem 4,5 Lebensjahr. Chelattherapie mit ca. 7 Jahren, seither optimale Behandlung mit DFO.

Erreicht wird dies bei den meisten Patienten mit Thalassaemia major durch 15-20ml/kg Erythrozytenkonzentrat in 3- bis 4-wöchentlichem Abstand (☞ Tab. 5.1). In der Vergangenheit wurden Hypertransfusions-Schemata praktiziert, bei denen schon bei einem Hb-Wert unter 12 g/dl eine erneute Transfusion durchgeführt wurde (9). Solche Schemata führten zu einer raschen Eisenüberladung, die oft nur schwierig durch Deferoxamin zu kontrollieren war.

Transfusionstherapie bei β-Thalassämie	
Therapiebeginn	Hb < 8 g/dl
Basis-Hämoglobin	> 9-10 g/dl
Transfusionsintervall	3-4 Wochen
Transfusionsmenge (Erythrozytenkonzentrat 60 %)	15-20 ml/kg

Tab. 5.1: Richtgrößen bei der Transfusionstherapie bei β-Thalassämie.

Die Transfusionsgeschwindigkeit muss dem klinischen Zustand des Patienten angepasst werden. Bei neu diagnostizierten Patienten mit länger bestehender schwerer Anämie sollte eine vorsichtige und langsame Transfusion durchgeführt werden, um eine kardiale Belastung zu verhindern.

Das Hauptrisiko der lebenslangen Transfusionstherapie besteht in der Eisenüberladung. Darüber hinaus kann es zur Alloimmunisierung kommen und Antikörper-Suchtests sollten einmal pro Jahr angefordert werden. Einige Behandlungszentren empfehlen deshalb die Verwendung von Präparaten, die bezüglich aller Rhesus-Antigene identisch sind. Solange bei einem CMV-negativen Patienten mit Thalassämie die Option für eine Stammzelltransplantation gegeben ist, sollten CMV-negative Erythrozytenkonzentrate transfundiert werden, um das Risiko der CMV-Reaktivierung nach Transplantation zu minimieren. Viele Patienten mit Thalassämie entwickeln im Laufe der Zeit eine ausgeprägte Splenomegalie. Der damit verbundene Hypersplenismus führt zu einem gesteigerten Transfusionsbedarf. Die Menge an verabreichten Erythrozytenkonzentraten in ml bzw. g sollte dokumentiert werden. Bei einem Verbrauch über 250 ml/kg/Jahr kann eine Splenektomie indiziert sein (10).

Nach vielen Jahren regelmäßiger Transfusionen gibt es bei einigen Patienten das Problem des venösen Zugangs. Gelegentlich wird dann die Implantation eines Port-a-Cath-Katheters notwendig. Die Hauptprobleme sind hier die Katheterinfektion und -obstruktion. Erstere lässt sich durch Vancomycin bzw. Teicoplanin behandeln, bei letzterer ist die Applikation von 5.000-10.000 E Urokinase in das Volumen des Porth-Systems wirksam. Wenn Ausbildung und Beruf geringe Fehlzeiten erforderlich machen, können die Transfusionen auch über Nacht und am Wochenende verabreicht werden.

Vor der Ära der Transfusionstherapie betrug die Lebenserwartung von Kindern mit homozygoter β-Thalassämie oft nur wenige Jahre. Es kam zu schweren Knochendeformitäten, massiven Hepatosplenomegalien und Tod durch Herzversagen. Mit regelmäßigen Transfusionen kann nicht nur die Anämie behandelt werden, sondern es lässt sich auch den orthopädischen Problemen vorbeugen. Allerdings kommt es ohne Chelatortherapie zu endokrinen Folgeschäden, Leberfibrose und -zirrhose und die meisten Patienten versterben in der zweiten Lebensdekade an einer Herzinsuffizienz infolge der kardialen Hämosiderose (11).

5.2. Eisenchelatoren

Bei Patienten mit sekundärer Siderose infolge einer "*iron-loading anaemia*" oder einer reinen Transfusionssiderose kann man in der Regel keine einfache Aderlasstherapie durchführen. In Fällen mit einer leichten Anämie bestätigen Ausnahmen die Regel (12). Bei den typischen Patienten können aber ausschließlich nur eisenbindende Substanzen zur Eisentzugstherapie herangezogen werden.

Ein Chelator (aus dem Griechischen χηλη [chele]: Kralle, Schere) bindet als Ligand reversibel an ein Metallion (☞ Abb. 5.2). Im Falle von Eisen können biologische oder synthetische Chelatoren die Eigenschaften des Metallions besonders stark verändern, denn der leichte Wechsel der Oxidationsstufe, des Reduktionspotentials, der Koordinationszahl, des Elektronenspins sowie des Ligandentyps, -gleichgewichts und der -dynamik zeichnet Eisen in biologischen Systemen in besonderem Maße aus.

Biologische eisenbindende Liganden, Siderophore, sind weit verbreitet und dienen z.B. Bakterien zur Bioverfügbarmachung des essenziellen Spurenelementes (13).

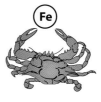

Abb. 5.2: Einfaches "Modell" eines zweizähnigen Eisenchelators.

Eisenchelatoren in der Chemie und Industrie sind meist kleine Moleküle, die Eisen sehr fest binden. Allgemein gilt, dass Chelatoren mit Sauerstoffliganden Fe^{3+} stabilisieren, während Liganden mit N- oder S-Atomen vorzugsweise Fe^{2+} stabilisieren. Auf diese Weise greifen Liganden in den Redoxzyklus zwischen Fe^{2+} und Fe^{3+} ein (☞ Abb. 5.3). Liganden, die sowohl Fe^{2+} als auch Fe^{3+} binden, können den Redoxzyklus stimulieren. Harte Liganden haben dagegen eine hohe Affinität für Fe^{3+} und verhindern dadurch eine Reduktion zu Fe^{2+} in biologischen Systemen. Die meisten Eisenchelatoren sind gerade wegen ihrer Metallbindungsfähigkeit hochgiftig und können klinisch nicht eingesetzt werden.

Eisenchelatoren können klassifiziert werden nach ihrem Ursprung (synthetische oder biologische), nach der Interaktion mit Wasser (hydrophil oder lipophil) oder ihrer stoichiometrischen Bindung mit dem Eisenatom (zweizähnig bis sechszähnig).

Grundsätzliches Ziel der Verwendung von pharmazeutischen Eisenchelatoren bei Eisenüberladungserkrankungen ist es

- reaktives freies Eisen zu "neutralisieren" und
- überschüssiges Speicher-Eisen zu entfernen um insgesamt eiseninduzierte Zellschäden zu verhindern.

Außerdem wird der antineoplastische Effekt von Eisenchelatoren z.B. beim Neuroblastom und bei Hirntumoren untersucht (15,16).

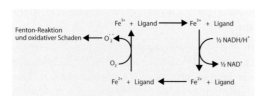

Abb. 5.3: Eisen-Redoxzyklus mit der Bildung von reaktivem Fe^{2+}, welches bei der Synthese von "reaktiven oxidativen Spezies" beteiligt ist. Liganden (auch Eisenchelatoren) können den Redoxzyklus entweder stimulieren oder unterbrechen (modifiziert nach 14).

Bisher haben nur wenige Chelatoren Einzug in die Therapie der Eisenüberladung beim Menschen gefunden. Das Anforderungsprofil an einen idealen Eisen-Chelator ergibt sich aus der klinischen Anforderung:

- orale Anwendbarkeit

- gute Gewebepenetration
- leichte Mobilisierbarkeit des Eisen-Chelatorkomplexes
- möglichst geringe Toxizität, möglichst hohe therapeutische Breite
- möglichst niedriger Preis für eine evtl. lebenslange Therapie

Dies ist allerdings leichter gesagt als getan, denn die Wirksamkeit von Eisenchelatoren ist insgesamt begrenzt, die therapeutische Breite der bekannten Eisenchelatoren ist nicht sehr hoch und die Wirksamkeit ist unterschiedlich für verschiedene Gewebe. Das Erreichen von sicheren Eisenkonzentrationen ist daher nur über Monate oder Jahre einer gut angepassten und vom Patienten auch zuverlässig durchgeführten Therapie möglich, wobei nicht gut definiert ist, was auf lange Sicht "sichere Eisenkonzentrationen" eigentlich sind. Klar ist, dass es für die wichtigen Organe Blut, Leber und Herz unterschiedliche kritische bzw. "sichere" Eisenkonzentrationen gibt. Im Blut zirkulieren relativ gesehen nur geringe Eisenmassen (20-30 mg/Tag). Bei Eisenüberladung ist sehr schnell die Bindungskapazität von Transferrin überschritten und es kommt zur Bildung von nicht-Transferrin-gebundenem Eisen (NTBI), dem in der Pathophysiologie der Eisenschädigung bei Eisenüberladung eine besondere Bedeutung zukommt. In der Leber befindet sich ein großer Anteil des überschüssig gespeicherten Eisens, bei Patienten mit β-Thalassämie mehr als 80 %. Daher ist das Leber-Eisen ein Hauptangriffspunkt der Eisenchelatortherapie. Herzversagen ist häufig die lebensbegrenzende Komplikation bei Patienten mit β-Thalassämie, wobei die Menge an Speicher-Eisen im Herzen auch in schweren Fällen nur ein Bruchteil des Leber-Eisens ausmacht. Offenbar gehören aber Zellen des Herzen zu den empfindlichsten Zellen überhaupt, was eine Schädigung durch Eisen angeht. Individuell besteht keine gute Korrelation zwischen Eisenspeicherung in der Leber und im Herzen. Um eine negative Eisenbilanz bei einem chronisch transfundierten Patienten zu erreichen müssen mehr als 0,4-0,5 mg Fe/kg täglich entfernt werden können.

Eisenchelatoren müssen mit zwei prinzipiellen Eisenkompartimenten wechselwirken: dem intrazellulären Eisenpool, z.B. von Hepatozyten, in dem ein Großteil des überschüssigen Speicher-Eisens abgelagert ist und dem Eisenpool im Monozyten/

Makrophagen-System, die mit dem Abbau von Erythrozyten beschäftigt sind. Hierbei zeigen sich große Unterschiede zwischen verschiedenen Eisenchelatoren und es resultieren unterschiedliche Ausscheidungswege für cheliertes Eisen über die Galle oder über die Nieren.

5.2.1. Siderophoren

Von Siderophoren abgeleitet sind Deferoxamin (DFO), Desferrithiocin (DFT) und Desferri-exochelin (D-Exo). DFO ist z.Zt. die erste Wahl bei der Behandlung von sekundären Hämosiderosen und wird ausführlich in Kapitel 6. behandelt.

DFT ist ein dreizähniger Ligand für Fe^{3+} aus dem Bakterium *Streptomyces antibioticus* DSM 1865. Es ist oral wirksam und kann im Tiermodell überschüssiges Eisen mobilisieren (18).

Es zeigt leider eine schwere Nephrotoxizität, was auf den zytotoxischen Effekt von $(DFT)_2$:Fe zurückgeführt wird. Es wurde eine ganze Reihe von Derivaten synthetisiert, um besser verträglichere Varianten zu entwickeln. Im Tierversuch erfolgreich und wenig toxisch ist das Derivat 4-Hydroxy-desazadesferrithiocin (19). Versuche am Menschen wurden bisher nicht durchgeführt.

D-exo gehört zu einer Gruppe von sechszähnigen Siderophoren aus Mycobacterium tuberculosis, die sowohl lipophile als auch hydrophile Eigenschaften hat, was eine gute Zellpermeabiliät verspricht. *In vitro*-Versuche zeigen eine Eisenmobilisierungkapazität aus Ferritinproben.

5.2.2. Synthetische Eisenchelatoren

Zu den synthetischen Eisenchelatoren gehören die Hydroxypyridinone mit Deferipron (DFP) als Hauptverbindung (☞ Kap. 8.), die 1,2,4-Triazole mit ICL670 als klinisch neu eingeführtem Medikament, die Tachypyrine, Aroylhyrazone und die Thiosemicarbazone (20, 21).

Grundsätzlich kann bei den Chelatormolekülen die Anzahl der in einem Molekül vorhandenen Sauerstoff- oder Stickstoffatome variieren, die an der Komplexbindung mit Eisen beteiligt sind. Es resultieren 2-, 3- oder 6-zähnige Eisenchelatoren (☞ Abb. 5.4).

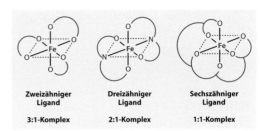

Zweizähniger Ligand	Dreizähniger Ligand	Sechszähniger Ligand
3:1-Komplex	2:1-Komplex	1:1-Komplex

Abb. 5.4: Verschiedene Koordination von Komplexen zwischen Liganden und Eisen bei Eisenchelatoren

Es gibt von der Struktur her prinzipielle Unterschiede zwischen 2- und 3-zähnigen Chelatoren. So können z.B. zweizähnige Chelatoren ausschließlich mit Sauerstoffatomen in der Bindung besetzt werden, was zu neutralen Chelatkomplexen mit Fe(III) und zu einer hohen Metallselektivität führt (21).

In den folgenden Kapiteln werden nur die inzwischen für die Therapie am Patienten zugelassenen Eisenchelatoren näher besprochen. Tabelle 5.2 gibt einen Überblick über die wichtigsten Eigenschaften der Eisenchelatoren DFO, DFP und DSX.

In Zellkulturversuchen wurde vergleichend die Wirksamkeit von verschiedenen Chelatoren in den für den Eisenstoffwechsel bei Eisenüberladung wichtigsten Zelltypen Makrophagen/Hepatozyten/Kardiomyozyten untersucht (22).

Dabei wurde die Reaktion von intrazellulärem Eisen mit fluoreszierenden Substanzen, wie zum Beispiel Calcein verfolgt, die nach Eisenbindung ihre Eigenschaften verändern. Unter geeigneten Bedingungen konkurriert der zu untersuchende Chelator mit der fluoreszierenden Probe.

Die Ergebnisse deuten daraufhin, dass die chelierende Wirkung von DFO auf intrazelluläres Eisen relativ langsam ist, aber in Zellen mit hoher endozytischer Aktivität gesteigert ist. DFP und DSX permeieren sehr schnell in die meisten Zelltypen und haben direkten Zugang zu den intrazellulären Eisenspeichern (☞ Tab. 5.3).

5.2.3. Klinische Überwachung einer Eisenchelatorbehandlung

Der Beginn der Eiseneliminationstherapie ist üblicherweise indiziert, wenn die Serum-Ferritinkonzentration bei der regelmäßigen Bestimmung wiederholt oberhalb von 1.000 ng/ml liegt (und ein vorübergehender, z.B. inflammationsbedingter, Anstieg ausgeschlossen scheint) oder wenn der Le-

	Deferoxamin (DFO)	Deferipron (DFP, L1, CP20)	Deferasirox (DSX)
Molekulargewicht	560	139	373
Fe : Chelator-Komplex	1:1	1:3	1:2
pM*	27,7	19	22.5
Eigenschaft als Ligand	sechszähnig ("hexadentate")	zweizähnig ("bidentate")	dreizähnig ("tridentate")
Intestinale Absorption	vernachlässigbar gering	rasch, evtl. im Magen, Plasma-Peak nach 45 min	rasch
Plasma-Clearance (Halbwertzeit)	34 Minuten	53-166 Minuten	11-19 Stunden
Eisenausscheidung	Leber, Niere	> 80 % Nieren	nur Leber
Therapeutische Dosis	30-50 mg/kg/Tag	75 (-100) mg/kg/Tag	10-30 mg/kg/Tag
Klinische Erfahrungen	31 Jahre	17 Jahre	Zulassungsstudien (ca. 2 Jahre)
Nebenwirkungen	Ototoxizität, Retinale Toxizität, Wachstums-hemmung, lokale + systemische Allergien	Agranulozytose, Artho-pathie, Zinkmangel, gastrointestinale Beschwerden	Übelkeit, Erbrechen, abdominale Schmerzen, Hautausschlag, Anstieg Serum-Kreatinin

Tab. 5.2: Vergleich der Eigenschaften von verschiedenen Eisenchelatoren.
*pM $= -\log[Fe^{3+}]$, wenn $[Fe^{3+}]$ total ist 10^{-6} M und [ligand] total $= 10^{-5}$ M bei pH 7.4. Der pM-Wert ist in Analogie zum pH-Wert ein Maß für die Eisenkonzentration, die nach Einsatz eines Chelators unter Standdardbedingungen noch frei vorliegt.

	DFO		DFP		DSX	
Kompartment	D	E	D	E	D	E
Zytosol	-	+	+++	+	++++	+
Endosomen	-	+	++	+	+++	+
Mitochondrien	-	-	+	-	+	-

Tab. 5.3: Fähigkeit von verschiedenen Eisenchelatoren, in Zellen bzw. Zellkompartimente zu permeieren und dort mit dem Komplex aus Eisen und fluoreszierenden Chelatoren zu reagieren. **D**: Aufnahme durch Diffusion; **E**: Aufnahme durch Endozytose. Untersuchung an Maus-Makrophagen (J774), Hepatozyten (humane Hepatoma HepG2) und Kardiomyozyten (H9C2). Modif. nach (22).

ber-Eisengehalt 3,2 mg/g Lebertrockengewicht übersteigt. Serum-Ferritinwerte sind allein kein sehr zuverlässiger Parameter der Körper-Eisenbeladung, insbesondere bei gleichzeitig vorhandener Lebererkrankung (23). Patienten, die mit Eisenchelatoren behandelt werden, sollten hinsichtlich der Leber-Eisenkonzentration, der Folgeerkrankungen einer Eisenüberladung, aber auch der Nebenwirkungen der Eisenchelator-Behandlung überwacht werden. Tabelle 5.4 gibt orientierende klinische Empfehlungen zur Überwachung von Kindern und Jugendlichen mit Tha-

lassämie unter Behandlung mit Deferoxamin. Die Leber-Eisenbestimmungen sollten idealerweise nicht-invasiv durchgeführt werden.

Parameter	Häufigkeit pro Jahr
Compliance/Nebenwirkungen	12
Serum-Ferritin	4
Leber-Eisenkonzentration nicht-invasiv (bzw. Leberbiopsie)	1
Dosis Eisenchelator (mg/kg/d)	1
Bedarf an EKZ (ml/kg/Jahr)	1
TSH, fT4	2
HbA1c, OGTT	2 (ab 10. Lj.)
Parathormon	2
Pubertätsstatus: LH, FSH, Östradiol, Testosteron	2 (ab 10. Lj.)
Längenwachstum und Sitzhöhe (Perzentilenkurven)	2 (bis 18. Lj.)
ALAT, Bilirubin, Kreatinin	2
Hepatitis B, C. ggf. CMV	1
Antikörpersuchtest	1
Ca, Phosphat, Alk. Phosphatase, Vit. D	1
Knochendichtemessung	1
Röntgen Hand- und Kniegelenke sowie Wirbelsäule	1
Zink i.S.	1
Abdomensonographie	1
EKG, Herzecho	1
Langzeit-EKG	1 (ab 12 Lj.)
Audiometrie	2
Augenärztliche Untersuchung mit Visustestung, Farbsehen, Funduskopie	2

Neuere Verfahren:
- Kardiale T2*-Messung im MRT
- Leber-Eisenbestimmung mittels Leber-MRT
- Nicht-transferrin-gebundenes Eisen (NTBI) im Serum

Tab. 5.4: Klinische Überwachung einer Eisenchelatorbehandlung mit Deferoxamin bei Patienten mit β-Thalassämie. **Lj.** = Lebensjahr.

Je nach Transfusionsmenge werden diese Grenzwerte bei den meisten Patienten nach 10-20 Transfusionen erreicht. In die Entscheidung zum Beginn der Chelattherapie gehen vor allem bei Kleinkindern neben den genannten Parametern Überlegungen zur Nutzen-/Risikoabwägung unter Be-

rücksichtigung bekannter Nebenwirkungen der Chelat-bildenden Medikamente (z.B. Wachstumsstörung bei zu frühem Beginn einer Therapie mit Deferoxamin) ein. Bei älteren Patienten, z.B. mit MDS, ist auch die allgemeine Prognose der Grunderkrankung zu berücksichtigen, um die Patienten nicht unnötig mit einer zusätzlichen Therapie zu belasten, deren Nutzen nicht mehr erlebt wird. Im Verlauf der Eiseneliminationstherapie ist die stetige Überprüfung der Chelatordosis in Relation zur vorliegenden Eisenüberladung wichtig, um die Balance zwischen Effektivität und Toxizität zu halten. Vor Beginn oder bei Anpassung der Chelattherapie muss das Ziel dahingehend definiert werden, ob eine Reduktion der bestehenden Eisenüberladung oder aber nur eine Vermeidung zusätzlicher Eisenablagerung angestrebt wird. Als Beispiel sind in Tabelle 5.4 diagnostische Parameter in der klinischen Überwachung von Thalassämiepatienten dargestellt. Diese Angaben sind krankheitsspezifisch verschieden.

Mit der Technik des kernspintomographischen Nachweises von myokardialen Eisenablagerungen, deren Validierung noch aussteht, gibt es vielleicht bald die Möglichkeit, auch die kardiale Hämosiderose zu überwachen. Mit dieser Technik gibt es erste Hinweise, dass bei Patienten mit Thalassämie myokardiales Eisen nicht immer mit hepatischen Eisenkonzentrationen korreliert (24).

5.3. Stammzelltransplantation

Die Knochenmark- oder Stammzelltransplantation (SZT) ist derzeit die einzige kurative Therapieoption für Patienten mit Thalassämie, die durch die Verbesserungen der konventionellen Therapie bei guter Compliance zwar inzwischen deutlich länger leben, eine höhere Lebensqualität genießen und eigene Familien haben können, aber die Last einer chronischen Erkrankung mit dem Risiko für Folgeerkrankungen und kürzere Lebenserwartung tragen müssen. Der konkreten Hoffnung auf Heilung nach SZT stehen allerdings auch konkrete Risiken gegenüber, wie transplantationsassoziierte Mortalität, akute und chronische Graft-versus-Host-Erkrankung und Transplantatabstoßung mit Rückkehr der Erkrankung. Die erste SZT bei Thalassämie wurde in Seattle, USA 1981 bei einem 15 Monate alten Jungen aus Pavia durchgeführt (25). Seither sind an vielen Zentren weltweit Knochenmarktransplantationen durchgeführt worden. Die häufigste zur Anwendung kommende Konditionierung besteht aus Busulfan und Cyclophosphamid. Die größten Serien wurden von Lucarelli und Mitarbeitern aus Pesaro, Italien, publiziert, wo inzwischen mehr als 1.000 Patienten transplantiert wurden (26). Hier wurde auch ein Risikoschema evaluiert, mit dem die transplantationsassoziierte Toxizität und Mortalität abgeschätzt werden kann. Es beinhaltet Hepatomegalie, portale Fibrose und die Qualität der Chelatbehandlung vor Stammzelltransplantation und definiert 3 Risikogruppen, Pesaro Class 1-3. Tabelle 5.5 und Abb. 5.5 zeigen die berühmten Daten aus der Arbeit von 1990 an 99 transplantierten Thalassämie-Patienten (27).

Befund	Class 1 (n=39)	Class 2 (n=36)	Class 3 (n=24)
Mittleres Alter (Jahre)	6,5 (1-13)	10,5 (3-15)	12 (5-15)
Regelmäßige Chelatortherapie	26	12	1
Hepatomegalie	0	4	24
Portale Fibrose	0	32	24

Tab. 5.5: Pesaro-Klassifizierung von Thalassämie-Patienten.

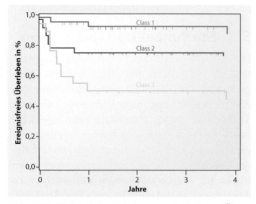

Abb. 5.5: Wahrscheinlichkeit der ereignisfreien Überlebenszeit bei 99 Patienten mit β-Thalassaemia major nach Knochenmarktransplantation. Ein Ereignis wurde definiert als Abstoßung, Wiederauftreten von Thalasämie oder Tod.

Bei Transplantation von HLA-identischem Geschwister ist derzeit die Wahrscheinlichkeit für ein krankheitsfreies Überlebens in den Risikogruppen 1 und 2 91 % bzw. 84 %. Patienten in der Risiko-

gruppe 3 hatten bislang die schlechtesten Ergebnisse, insbesondere wegen einer 30-%igen Abstoßungsrate und einer 20 %igen Mortalität (28). Mit einem neuen Konditionierungsschema, welches neben Busulfan und Cyclophosphamid Hydroxyharnstoff, Azathioprin und Fludarabin beinhaltet, konnte bei 33 Patienten unter 17 Jahren in der Risikogruppe 3 eine Verbesserung des Überlebens auf 93 % und eine Verminderung der Abstoßungsrate auf 8 % erzielt werden (29).

Ist ein HLA-identischer verwandter Spender vorhanden, empfiehlt es sich, die Transplantation möglichst noch vor dem Schulalter durchzuführen. Die systemische Exposition gegenüber oralem Busulfan ist interindividuell unterschiedlich und bei Kindern anders als bei Erwachsenen. Sie scheint einen Einfluss auf Hepatotoxizität und Abstoßungsrate zu haben. Ein pharmakokinetisches Monitoring mit Dosisanpassung kann möglicherweise helfen, beide Probleme zu vermindern (30). Verbesserungen sind auch von dem seit kurzem erhältlichen intravenösen Busulfan zu erwarten (31).

Bei Transplantation von unverwandten Spendern wurde kürzlich in einer Gruppe von 68 Patienten zwischen 2 und 37 Jahren (medianes Alter 15 Jahre) mit 14 Patienten in Risikoklasse 1, 16 in Klasse 2 und 38 in Klasse 3 ein Überleben von 79,3 %, ein Thalassämie-freies Überleben von 65,8 %, eine transplantationsassoziierte Mortalität von 20,7 % und eine Abstoßungsrate von 14,4 % berichtet. 62 % der Patienten erhielten eine Konditionierung mit Busulfan, Thiotepa und Cyclophosphamid, 25 % Busulfan und Cyclophosphamid und 13 % Busulfan, Thiotepa und Fludarabine (32). Diese guten Ergebnisse für Fremdspendertransplantation beruhen auf Fortschritten bei Konditionierung, GvHD-Prophylaxe und hochauflösender HLA-Typisierung.

Eine besondere Beachtung verdient das Problem der sekundären Eisenüberladung in transplantierten Thalassämie-Patienten. Zwar sistiert das Problem nach erfolgreicher SZT und es findet sich eine langsame Abnahme der Leber-Eisenkonzentration bei diesen Patienten über die folgenden Jahre (33). Doch um Gewebetoxizität und Folgekrankheiten zu vermeiden, wird meist eine Phlebotomie-Behandlung bzw. Eisenchelatorbehandlung notwendig (34-36).

Patienten mit hämatologischen Neoplasien können im Rahmen ihrer Chemotherapie, ggf. Rezidivbehandlung und Stammzelltransplantation eine große Zahl von Erythrozytenkonzentraten erhalten und sind damit ebenfalls den Gefahren einer Transfusionshämosiderose ausgesetzt (37). Mit der nichtinvasiven Bestimmung der Leber-Eisenkonzentration im Biomagnetometer wurde eine prospektive Untersuchung an Langzeitüberlebenden nach SZT durchgeführt, die ergab, dass 11 % der Patienten einen Grad der Leberhämosiderose aufweisen, der bei Thalassämie-Patienten mit endokrinen Folgeschäden assoziiert ist. 3 % wiesen eine Eisenüberladung auf, welche bei Thalassämie-Patienten mit früher Mortalität aufgrund einer Kardiomyopathie einhergehen (36). Dabei korrelierte die Leber-Eisenkonzentration nur mäßig mit Serum-Ferritinwerten und der transfundierten Menge an Hämoglobin. Eine wiederholte Überladung des Plasma-Eisenpools während der Chemotherapie mit Auftreten von nicht-Transferrin-gebundenem Eisen, NTBI (38), die auf einer Hemmung der Erythropoese beruht, trägt bei diesen Patienten möglicherweise zur Eisenbeladung parenchymatöser Organe bei (39). Patienten nach SZT und Patienten nach längerer konventioneller Chemotherapie sollten daher auf eine chronische Eisenüberladung hin untersucht und, bei Überschreitung potenziell toxischer Werte, einer Phlebotomiebehandlung zugeführt werden.

5.4. Experimentelle Behandlungsoptionen

Die Imbalance der Globinkettensynthese bei der Thalassämie kann durch eine vermehrte Synthese von γ-Globin und damit der Bildung von HbF ($\alpha 2$ $\gamma 2$) gemildert werden. Versuche der medikamentösen HbF-Induktion mit Medikamenten wie Hydroxyharnstoff, 5-Azacytidin und verschiedene Butyrat-Derivate haben, anders als bei der Sichelzellanämie, bei der β-Thalassämie allerdings keinen wirklichen Erfolg gezeigt (40). Ein Grund ist möglicherweise die gleichzeitige Hemmung der Erythropoese bei vielen der eingesetzten Substanzen, die den positiven Effekt einer HbF-Induktion auf die Anämie zum Teil antagonisieren. Die gleichzeitige Verabreichung von Erythropoetin könnte einen positiven Nettoeffekt auf die Anämie bewirken. Auch Derivate kurzkettiger Fettsäuren sind in dieser Hinsicht vielleicht hoffnungsvoller,

da sie neben der Hämoglobin-F-Synthese auch die Erythropoese stimulieren können (41).

Ein alpha-Hämoglobin stabilisierendes Protein ist kürzlich identifiziert worden, welches freie alpha-Ketten stabilisiert und dadurch das Entstehen freier Radikale und die oxidative Schädigung von Erythrozyten verhindern kann. Im murinen Modell scheint das Protein den klinischen Schweregrad zu modifizieren, die Anwendung bei Patienten hat bislang keinen Erfolg gezeigt (42). Eine Verminderung von Lipidperoxidation in Erythrozyten wurde bei Thalassämie-Patienten durch die Gabe von Vitamin E erreicht (43). Andere Antioxidanzien könnten therapeutisch nützlich sein.

Patienten mit Thalassämie weisen inadäquat niedrige Hepcidin-Spiegel auf (43), und mit ihrem Serum kann die Hepcidin mRNA-Expression in HepG2-Zellen gehemmt werden (45). Hepcidin oder Substanzen, die eine Hepcidinexpression fördern, könnten daher helfen die intestinale Eisenabsorption zu hemmen (vergl. Kap. 3).

■ Gentherapie

Um Patienten mit β-Thalassämie zu heilen, ohne hämatopoetische Stammzellen eines gesunden Spenders zu transplantieren, müsste es gelingen das β-Globingen in autologe hämatopoetische Stammzellen zu transferrieren und dort eine bleibende hohe Expression zu bewirken. Ein Expressionsgrad von 50 % der α-Globingen-Expression wäre ausreichend, um den Phänotyp einer heterozygoten β-Thalassämie zu erzeugen. Mit neueren, Lentivirus-Vektoren, die auf dem HIV-Virus basieren und auch nicht teilungsaktive Zellen infizieren können, ließ sich die β-Thalassämie im Mausmodell bereits erfolgreich von zwei Arbeitsgruppen korrigieren (46, 47). Erhebliche Sicherheitsbedenken hinsichtlich der Anwendung am Menschen kommen von den ersten Gentherapien bei Kindern mit angeborener schwerer Immunschwäche (SCID), bei denen zwei der behandelten Patienten durch Integration des therapeutischen Gens in die Nachbarschaft des dadurch aktivierten Proto-Onkogens LMO2 2 ½ und 3 Jahre später eine lymphoproliferative Erkrankung bekamen (48). Fortschritte in der Vektortechnologie mögen in nicht allzu ferner Zukunft solche Sicherheitsrisiken kontrollieren können. Ein weiterer Nachteil besteht in der Notwendigkeit, wie bei der allogenen Stammzelltransplantation weiterhin eine toxische myeloablative Konditionierung mit Zytostatika durchführen zu müssen, damit gentherapeutisch veränderte autologe Stammzellen ausreichend anwachsen und expandieren können. Vielleicht ist es irgendwann möglich, genetisch korrigierte autologe Stammzellen ex vivo zusätzlich so zu manipulieren, dass sie einen bedeutsamen Überlebensvorteil gegenüber den kranken Stammzellen des Patienten gewinnen, um so eine Konditionierungsbehandlung umgehen zu können. Eine Phase I/II Klinische Studie zur Genterapie an Patienten mit β-Thalassämie und Sichelzellanämie wurde von der Firma Genetix Pharmaceuticals, Cambridge, Massachusetts, 2005 angekündigt (49).

5.5. Literatur

1. Use of blood products for elective surgery in 43 European hospitals. The Sanguis Study Group. Transfus Med 1994; 4:251-268

2. Centis F, Tabellini L, Lucarelli G, Buffi O, Tonucci P, Persini B, Annibali M, Emiliani R, Iliescu A, Rapa S, Rossi R, Ma, Angelucci E, and Schrier SL. The importance of erythroid expansion in determining the extent of apoptosis in erythroid precursors in patients with β-thalassemia major. Blood 2000; 96:3624-3629

3. Pootrakul P, Sirankapracha P, Hemsorach S. A correlation of erythrokinetics, ineffective erythropoiesis, and erythroid precursor apoptosis in Thai patients with thalassemia. Blood 2000; 96:2606-2612

4. Caffey J. Cooley's anemia: a review of the roentgenographic findings in the skeleton: Hickey lecture, 1957. Am J Roentgenol Radium Ther Nucl Med 1957; 78: 381-391

5. Choremis C, Liakakos D, Tseghi C, Moschovakis C. Pathogenesis of osseous lesions in thalassemia. J Pediatr 1965; 66:962-963

6. Orkin SH, Nathan DG. The Thalassemias. In: Nathan and Oski's Hematology of infancy and childhood. Nathan DG, Orkin SH, Ginsburg D, Look AT (Eds.), 6th Ed., Saunders, 2003; 843-919

7. Cunningham MJ, Macklin EA, Neufeld EJ, Cohen AR. Complications of β-thalassemia major in North America. Blood 2004; 104:34-39

8. Old JM, Olivieri NF, Thein SL. Diagnosis and management of thalassaemia. In: Weatherall DJ, Clegg B, eds. The thalassaemia syndromes. 4th ed. Oxford, England: Blackwell Science, 2001; 630-685

9. Cazzola M, De Stefano P, Ponchio L, Locatelli F, Beguin Y, Dessi C, Barella S, Cao A, Galanello R. Relationship between transfusion regimen and suppression of ery

thropoiesis in beta-thalassaemia major. Br J Haematol 1995; 89:473-478

10. Graziano JH, Piomelli S, Hilgartner M, Giardina P, Karpatkin M, Andrew M, Lolacono N, Seaman C. Chelation therapy in thalassemia major. III. The role of splenectomy in achieving iron balance. J Pediatr 1981; 99: 695-699

11. Nathan DG. Thalassemia: The continued challenge. Ann NY Acad Sci 2005; 1054:1- 10

12. Hofmann WK, Kaltwasser JP, Nielsen P, Gabbe EE, Hoelzer D. Successful treatment of iron overload by phlebotomies in a patient with severe congenital dyserythropoietic anemia type II. Blood 1997; 89:3068-3069

13. Neilands JB. Siderophores: structure and function of microbial iron transport compounds. J Biol Chem 1995; 270:26723–26726

14. Lovejoy DB, Richardson DR. Iron chelators as antineoplastic agents: current developments and promise of the PIH class of chelators. Curr Med Chem 2003; 10: 1035-1049

15. Dayani PN, Bishop MC, Black K, Zeltzer PM. Desferoxamine (DFO) – mediated iron chelation: rationale for a novel approach to therapy for brain cancer. J Neurooncol 2004; 67:367-377

16. Nalinowski DS, Richardson DR. The Evolution of Iron Chelators for the Treatment of Iron Overload Disease and Cancer. Pharmacol Rev 2005; 57:547–583

17. Buss JL, Greene BT, Turner J, Torti FM, and Torti SV (a) Iron chelators in cancer chemotherapy. Curr Top Med Chem 2004; 4:1623–1635

18. Bergeron RJ, Huang G, Weimar WR, Smith RE, Wiegand J, and McManis JS. Desferrithiocin analogue based hexacoordinate iron(III) chelators. J Med Chem 2003; 46:16–24

19. Bergeron RJ, Wiegand J, Weimar WR, Vinson JRT, Bussenius J, Yao GW, McManis JS. Desazadesmethyldesferrithiocin analogues as orally effective iron chelators. J Med Chem 1999; 42:95–108

20. Nick HP, Acklin P, Lattmann R, Buchlmayer P, Hauffe S, Schupp J, Alberti D. Development of tridentate iron chelators: from desferrithiocin to ICL670. Current Medical Chemistry 2003; 10:1065-1076.

21. Hider RC, Zhou T. The Design of Orally Active Iron Chelators. Ann NY Acad Sci 2005; 1054:141–154

22. Glickstein H, Ben El R, Shvartsman M, Cabantchik ZI Intracellular labile iron pools as direct targets of iron chelators: a fluorescence study of chelator action in living cells. Blood 2005;106:3242-3250

23. Brittenham GM, Cohen AR, McLaren CE, Martin MB, Griffith PM, Nienhuis AW, Young NS, Allen CJ, Farrell DE, and Harris JW. Hepatic iron stores and plas-

ma ferritin concentration in patients with sickle cell anemia and thalassemia major. Am J Hematol 1993; 42:81-85

24. Anderson LJ, Wonke B, Prescott E, Holden S, Walker JM, Pennell DJ. Comparison of effects of oral deferiprone and subcutaneous desferrioxamine on myocardial iron concentrations and ventricular function in beta-thalassemia. Lancet 2002; 360:516-520

25. Thomas ED, Buckner CD, Sanders JE, Papayannopoulou T, Borgna-Pignatti C, De Stefano P, Sullivan KM, Clift RA, Storb R. Marrow transplantation for thalassaemia. Lancet 1982; 2:227-229

26. Storb RF, Lucarelli G, Mc Sweeney PA, Childs RW. Hematopoietic cell transplantation for benign hematological disorders and solid tumors. Hematology 2003; 372-397

27. Lucarellli G, Galimberti M, Polchi P, Angelucci E, Baronciani D, Giardini C, Politi P, Durazzi SMT, Muretto P, Alberini F. Bone marrow transplantation in patients with thalassemia. N Engl J Med. 1990; 322:417-421

28. Lucarelli G, Galimberti M, Giardini C, Polchi P, Angelucci E, Baronciani D, Erer Bu, Gaziev D. Bone Marrow Transplantation in Thalassemia: The Experience of Pesaro. Ann NY Acad Sci 1998; 850:270-275

29. Sodani P, Gaziev D, Polchi P, Erer B, Giardini C, Angelucci E, Baronciani D, Andreani M, Manna M, Nesci S, Lucarelli B, Clift RA, Lucarelli G. New approach for bone marrow transplantation in patients with class 3 thalassemia aged younger than 17 years. Blood 2004; 104:1201-1203

30. Chandy M, Balasubramanian P, Ramachandran SV, Mathews V, George B, Dennison D, Krishnamoorthy R, Srivastava A. Randomized trial of two different conditioning regimens for bone marrow transplantation in thalassemia – the role of busulfan pharmacokinetics in determining outcome. Bone Marrow Transplant 2005; 36: 839–845

31. Takama H, Tanaka H, Nakashima D, Ueda R, Takaue Y. Population pharmakokinetics of intravenous busulfan in patients undergoing bone marrow transplantation. Bone Marrow Transplant 2006; 37:345-351

32. La Nasa G, Argiolu F, Giardini C, Pession A, Fagioli F, Caocci G, Vacca A, De Stefano P, Piras E, Ledda A, Piroddi A, Littera R, Nesci S, Locatelli F. Unrelated Bone Marrow Transplantation for β-Thalassemia Patients. The Experience of the Italian Bone Marrow Transplant Group. Ann NY Acad Sci 2005; 1054:186-195

33. Lucarelli G, Angelucci E, Giardini C, Baronciani D, Galimberti M, Polchi P, Bartolucci M, Muretto P, Albertini F. Fate of iron stores in thalassaemia after bone-marrow transplantation. Lancet 1993; 342: 1381-1391

34. Muretto P, Angelucci E, Lucarelli G. Reversibility of Cirrhosis in Patients Cured of Thalassemia by Bone Marrow Transplantation. Ann Intern Med 2002; 136:667-672

35. Giardini C, Galimberti M, Lucarelli G, Polchi P, Angelucci E, Baronciani D, Gaziev D, Erer B, La Nasa G, Barbanti I, Muretto P. Desferrioxamine therapy accelerates clearance of iron deposits after bone marrow transplantation for thalassemia. Br J Haematol 1995; 89:868-873

36. McKay PJ, Murphy JA, Cameron S, Burnett AK, Campbell M, Tansey P, Franklin IM. Iron overload and liver dysfunction after allogeneic or autologous bone marrow transplantation. Bone Marrow Transplant 1996; 17:63-66

37. Dürken M. Akute und chronische Eisenüberladung bei hämatologisch-onkologischen Patienten. Habilitationsschrift, Universität Hamburg 2002

38. Dürken M, Nielsen P, Knobel S, Finckh B, Herrnring C, Dresow B, Kohlschütter B, Stockschlader M, Krüger WH, Kohlschütter A, Zander AR. Nontransferrin-bound-iron in serum of patients receiving bone marrow transplants. Free Radic Biol Med 1997; 22:1159-1163

39. Dürken M, Herrnring C, Finckh B, Nagel S, Nielsen P, Fischer R, Berger HM, Moison RMW, Pichlmeier U, Kohlschütter B, Zander AR, Kohlschütter A. Impaired plasma antioxidative defense and increased nontransferrin-bound iron during high-dose chemotherapy and radiochemotherapy preceding bone marrow transplantation. Free Radic Biol Med 2000; 28:887-894

40. Fathallah H, Sutton M, Atweh GF. Pharmacological induction of fetal haemoglobin. Why haven't we been more successful in thalassemia? Ann NY Acad Sci 2005; 1054:228-237

41. Pace BS, White GL, Dover GJ, Boosalis MS, Faller DV, Perrine SP. Short-chain fatty acid derivatives induce fetal globin expression and erythropoiesis in vivo. Blood 2002; 100:4640-4648

42. Kong Y, Zhou S, Kihm AJ, Katein AM, Yu X, Gell DA, Mackay JP, Adachi K, Foster-Brown L, Louden CS, Gow AJ, Weiss MJ. Loss of alpha-hemoglobin-stabilizing protein impairs erythropoiesis and exacerbates β-thalassemia. J Clin Invest 2004; 114:1457-1466

43. Tesoriere L, D'Arpa D, Butera D. Oral supplements of vitamin E improve measures of oxidative stress in plasma and reduce oxidative damage to LDL and erythrocytes in β-thalassemia intermedia patients. Free Radic Res 2001; 34:529-540

44. Papanikolaou G, Tzilianos M, Christakis JI,. Christakis JI, Bogdanos D, Tsimirika K, MacFarlane J, Goldberg YP, Sakellaropoulos N, Ganz T, Nemeth E. Hepcidin in iron overload disorders. Blood 2005; 105:4103-4105

45. Rachmilewitz EA, Weizer-Stern O, Adamsky K, Amariglio N, Rechavi G, Breda L, Rivella S, Cabantchik ZI. Role of iron in inducing oxidative stress in thalassemia. Can it be prevented by inhibition of absorption and by antioxidants. Ann N Y Acad Sci 2005; 1054:118-123

46. Rivella S, May C, Chadburn A, Rivière I, Sadelain M. A novel murine model of Cooley anemia and its rescue by lentiviral-mediated human β-globin gene transfer. Blood 2003; 101:2932-2939

47. Imren S, Fabry ME, Westerman KA, Pawliuk R, Fabry ME, Eaves CJ, Cavilla B, Wadsworth LD, Beuzard Y, Bouhassira EE, Russell R, London IM, Nagel RL, Leboulch P, Humphries RK. Permanent and panerythroid correction of murine β-thalassemia by multiple lentiviral integration in hematopoietic stem cells. Proc Nat Acad Sci 2002; 99:14380-14385

48. Hacein-Bey-Abina S, Von Kalle C, Schmidt M, McCormack MP, Wulffraat N, Leboulch P, Lim A, Osborne CS, Pawliuk R, Morillon E, Sorensen R, Forster A, Fraser P, Cohen JI, de Saint Basile G, Alexander I, Wintergerst U, Frebourg T, Aurias A, Stoppa-Lyonnet D, Romana S, Radford-Weiss I, Gross F, Valensi F, Delabesse E, Macintyre E, Sigaux F, Soulier J, Leiva LE, Wissler L, Prinz C, Rabbitts TH, Le Deist F, Fischer A, Cavazzana-Calvo M. LMO2-Associated Clonal T Cell Proliferation in Two Patients after Gene Therapy for SCID-X1. Science 2003; 302:415-419

49. Bank A, Dorazio R, Leboulch P. A phase I/II clinical trial of β-globin gene therapy for β-thalassemia. Ann NY Acad Sci 2005; 1054:308-316

Deferoxamin

6. Deferoxamin

Deferoxamin B (Desferal®, DFO) ist ein Siderophor aus *Streptomyces pilosus* (☞ Abb. 7.1). Die sechs Bindungsstellen für Eisen werden aus drei Hydroxamsäuregruppen gebildet, die insgesamt einen 6-zähnigen Eisenchelator formieren, der eine hohe Affinität für Fe(III) aufweist (pM 27.7). DFO ist ein vergleichsweise großes, hydrophiles Molekül und wird damit intestinal schlecht absorbiert (☞ Tab. 5.2, Kap. 5.2.2.), so dass nur eine parenterale Applikation (subkutan, intramuskulär oder intravenös) möglich ist. Alle Derivatisierungsversuche haben bisher nicht zu einer besseren Chelatorvariante als der natürliche Siderophor DFO selbst geführt.

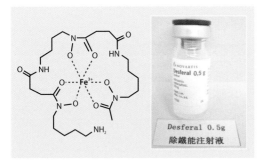

Abb. 6.1: Struktur von Feroxamin (FO) mit seinen sechs Bindungsstellen für Eisen.

Nach der Einführung von DFO im Jahre 1962 lieferten die ersten Studien an Patienten mit einer intramuskulären Applikation eher enttäuschende Ergebnisse, weil wegen zu geringer Wirksamkeit keine negative Eisenbilanz in Patienten mit chronischem Transfusionsbedarf herzustellen war (1). Eine kontinuierliche i.v.- und besonders die s.c.-Infusion über 8-12 Stunden erwiesen sich dagegen als wirksam. Inzwischen liegen mit Desferal viele Daten vor und es steht fest, dass Desferal das Leben von Patienten unter chronischer Transfusionstherapie deutlich verlängern kann (2-4). Während unbehandelte Patienten mit β-Thalassämie in jungen Jahren versterben, nähern sich die neuesten Überlebenskurven denen der Normalbevölkerung an. Epidemiologisch gesehen ist daher momentan das Geburtsdatum entscheidend für den Therapieerfolg. In einer aktuellen Studie aus Italien wiesen Patienten, die bereits 1970 behandelt wurden, eine deutlich schlechtere Prognose auf als Patienten,

die nach 1985 behandelt wurden (4). Dies spricht eindeutig für die Verbesserung der Lebenserwartung durch eine moderne Chelattherapie. Allerdings ist die Qualität der Behandlung von solchen Patienten europaweit sehr unterschiedlich, je nach Standard der einzelnen Zentren. Einen Überblick über die Situation der β-Thalassämie in Deuschland gibt die Studie von Cario et al. (5).

6.1. Anwendung und praktische Handhabung

Die lebenslange Eisenchelator-Therapie mit Deferoxamin als tägliche subkutane Übernacht-Infusionen ist eine enorme Aufgabe und Belastung für die Patienten und die betroffenen Familien und erfordert äußerste Disziplin und Organisation des täglichen Lebens. Der Patient empfindet die Deferoxamin-Therapie als den am meisten belastenden und schwierigsten Teil der Therapie. Die Transfusionen sind meist gut verträglich.

Als Injektionsorte eignen sich die Bauchhaut, Oberschenkel oder auch Oberarm (☞ Abb. 6.2). Es ist wichtig, die Injektionsstelle täglich zu wechseln, damit sich dieser Hautbereich "erholen" kann. Erfahrungsgemäß haben die Patienten, die immer in die gleichen verhärteten Hautbereiche stechen, häufiger Probleme mit der Injektion.

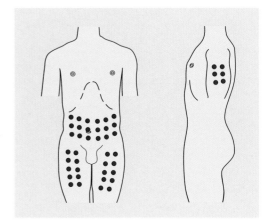

Abb. 6.2: Wechselnde Injektionsstellen für die subkutane DFO-Therapie.

Die Injektionssysteme sind heute sehr fein, sodass der Einstich selbst kaum weh tut. Abb. 6.3 zeigt eine angeschlossene subkutane DFO-Injektion mit einer modernen kleinen Injektions-Pumpe. Verschiedene Pumpentypen stehen für die Verabreichung zur Verfügung. Kleine, leise laufende Pumpen haben den Vorteil, dass sie auch während der Schule, Ausbildung bzw. Arbeit am Körper getragen werden können und somit einen flexibleren Einsatz erlauben.

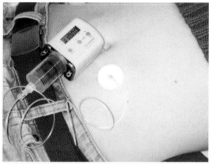

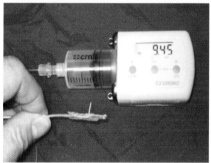

Abb. 6.3: **Oben**: Durchführung einer s.c. DFO-Therapie bei einer jugendlichen Patientin mit β-Thalassämie. **Unten**: Typisches feines Injektionssystem mit Pumpe.

Die Infusionen können schmerzhaft sein und verursachen bei vielen Patienten Hautirritationen mit Juckreiz, Schmerzen und Rötungen. Gelegentlich treten auch lokale allergische Hautreaktionen auf, die einige Tage anhalten können. Höhere Verdünnungen, langsamere Infusionsgeschwindigkeiten, die Verwendung von Lokalanästhetikahaltigen Cremes, Antihistaminika und in schweren Fällen auch Zusatz von Kortisonpräparaten zur DFO-Infusion können helfen.

Vor dem 3. Lebensjahr tolerieren nur wenige Kinder das abendliche Anlegen der subkutanen Infusion. Je nach Lebensalter des Patienten ergeben sich individuelle, alltägliche Schwierigkeiten und "organisatorische" Probleme. Für kleine Kinder z.B. ist das Tragen der Pumpe ein Hindernis beim

Spielen und Toben, und der Juckreiz an der Injektionsstelle führt häufig dazu, dass das kleine Kind die Injektionsnadel nachts aus Versehen beim Kratzen herausreißt und/oder unruhig schläft. Weiterhin versteht das Kind den Sinn der Infusionen noch nicht. Das Anlegen der "Pumpe" ist oft ein Drama für Eltern und Kind.

Häufig wird die lebenslange Erkrankung erstmals in der Pubertät als Last wahrgenommen und die DFO-Therapie vernachlässigt. Dazu kommt die Angst, dass Freunde und Schulkameraden entdecken, "was mit einem los ist" und man deswegen eventuell gehänselt oder ausgeschlossen wird. Auch empfinden viele Jugendliche es schwer, mit der Pumpe auszugehen oder an Klassenfahrten teilzunehmen. Gerade in dieser Zeit der Ablösung vom Elternhaus muss ein vertrauensvoller Arzt-Patientenkontakt bestehen und häufig muss der Arzt gemeinsam mit dem Patienten Kompromisse finden, um die DFO-Therapie mit dem täglichen Leben zu vereinbaren.

Viel muss vom Patienten oder den Eltern bedacht werden: "Wenn ich in den Urlaub fahre, auf eine Klassenreise oder auf einen Schüleraustausch mitfahre, muss ich meinen Eisenchelator dann nehmen? Bekommt man in einem fremden Land alle anderen nötigen Utensilien (Pflaster, Nadeln, Desinfektionsmittel, Spritzen zum Aufziehen des Medikaments, sterile Tupfer…) oder muss man alles von zu Hause mitnehmen? Ist immer Kühlung für die Medikamente vorhanden?"

Beim jungen Erwachsenen kommen Fragen über die Arbeit und/oder Studium hinzu: "Welche Arbeit kann später ausgeübt werden, ohne dass die Pumpe hinderlich ist und die Therapie vernachlässigt wird? Kann man überall studieren gehen und sicher sein, dass eine optimale Überwachung der Therapie gewährleistet ist? Bekomme ich einen Ausbildungsplatz trotz meiner Erkrankung?"

All diese Beispiele zeigen, wie aufwendig und auch belastend die DFO-Therapie sein kann. Entscheidend ist der enge Kontakt zwischen Patient/Eltern und den betreuenden Ärzten, sodass auftretende Probleme umgehend besprochen werden können.

Insgesamt (und trotzdem) ist aus vielen Langzeitverläufen bewiesen, dass in der Praxis eine s.c. DFO-Therapie erfolgreich über Jahrzehnte durchgeführt werden kann.

6.2. Pharmakokinetik und Pharmakodynamik

Ältere Arbeiten haben sich ausschließlich mit der i.v.-Infusion von DFO beschäftigt. Bei 11 Thalassämie-Patienten wurde 50 mg/kg/24 h über 48 Stunden infundiert (6). Dabei wurden venöse Blutproben abgenommen und auf DFO, FO und den eisenbindenden DFO-Metaboliten B analysiert. DFO wurde unter diesen Bedingungen in einer biphasischen Kinetik mit einer systematischen Clearance von 0,50 ± 0,24 Liter/h/kg eliminiert. Die langsame Halbwertszeit betrug 3,05 ± 1,30 Stunden. Der Hauptmetabolit (DFO-Metabolit B), der ebenfalls Eisen binden kann, erscheint im Plasma meist mit einer kleineren Konzentration (191 ± 106 µmol/Liter/h) als DFO selbst (AUC 354 ± 131 µmol/Liter/h).

Für die in der Praxis wichtige s.c. Infusion wurde erst vor kurzem eine Studie veröffentlicht (1). Bei einer Gruppe von 28 Patienten wurden 40 mg/kg DFO über 8 Stunden s.c. infundiert und engmaschig Blut- und Urin-Proben untersucht. DFO und FO erreichen ein Maximum nach ca. 4 Stunden (☞ Abb. 6.4).

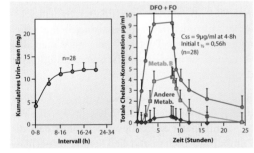

Abb. 6.4: Pharmakokinetik und Pharmakodynamik von DFO in β-Thalassämiepatienten nach subkutaner Infusion (40 mg/kg über 8 Stunden; n=28). **Links**: Urin-Eisenausscheidung. **Rechts**: Plasmakurve der Konzentration von DFO und Folgeprodukten (FO, Metabolit B). Modif. nach (1).

Die initiale Halbwertszeit im Plasma beträgt 0,56 Stunden, die terminale Halbwertszeit, die die Eliminierung von FO repräsentiert, beträgt 10 Stunden. Der pharmakodynamische Effekt der Urin-Eisenexkretion hält auch 10 Stunden nach Absetzen der DFO-Infusion noch an. Dieser langwirkende Effekt sollte bei der Bestimmung von Eisen im Urin unter DFO-Therapie beachtet werden.

6.3. Wirkung auf Eisenpools in Zellen und im Plasma

Überschüssiges Eisen kann prinzipiell in allen Zellen abgelagert werden. Mengenmäßig spielen aber vor allem zwei Zelltypen eine wichtige Rolle: parenchymale Zellen und Zellen des Monozyten/Makrophagen-Systems (frühere Bezeichnung: "retikuloendotheliales System", RE). Parenchymale Eisenspeicherung z.B. in Hepatozyten resultiert durch eine erhöhte Nahrungs-Eisenaufnahme bei hereditärer Hämochromatose und wohl auch bei Thalassaemia intermedia. Diese Eisenspeicher stehen in dynamischem Gleichgewicht mit dem Plasmatransferrin. Bei Patienten mit unbehandelter Eisenüberladung ist der Turnover dieses Eisenpools sehr gering und es kommt leicht zu eiseninduzierten Organschäden. Eisenüberladung in RE-Zellen der Milz, Leber (Kupffer-Zellen), Knochenmark und endokrinen Organen wird als vergleichsweise harmlos eingestuft. Quelle der Eisenspeicherung in RE-Zellen ist der Abbau von Hämoglobin aus alternden Erythrozyten. Die Aufnahme von Transferrin-Eisen ist gering, dagegen wird RE-Eisen rasch ins Plasma entlassen, gebunden an Transferrin oder, bei Überschreiten der Bindungskapazität, in Form von NTBI bereitgestellt.

Obwohl Deferoxamin schon seit mehreren Jahrzehnten am Patienten eingesetzt wird, ist seine genaue Wirkung auf verschiedene Eisenpools bisher nicht gut verstanden. DFO ist positiv geladen, was die Aufnahme in Wirbeltierzellen mit negativem Ruhepotential grundsätzlich begünstigt. Gegen eine leichte Aufnahme in Zellen sprechen jedoch das hohe Molekulargewicht und die geringe Lipophilität der Substanz. Durch die aktuelle Diskussion um die mögliche Überlegenheit von Deferipron in der Vorbeugung von eiseninduzierter Herzschädigung bei chronisch transfundierten Patienten, wurde die Wirksamkeit von Desferal auf intrazelluläre Eisenpools, insbesondere auf Myokard-Eisen neu untersucht (1).

Danach wird DFO in Hepatozyten erleichtert aufgenommen, möglicherweise über einen allgemeinen Aufnahmeweg für Amine, der nur in bestimmten Zelllinien gefunden wurde (8). Die Aufnahme in Erythrozyten unter gleichen experimentellen Bedingungen ist dagegen 800-fach schlechter (1). Dies erklärt die gute Wirksamkeit von Desferal auf hepatozelluläre Eisenspeicher und die Ausscheidung von Ferrioxamin über die Galle in den Stuhl. Eisen aus dem Katabolismus von Hämoglobin wird von DFO auch cheliert, wobei die Reaktion offenbar an freiem Eisen im Plasma (NTBI) angreift. Diese Eisenfraktion wird als Ferrioxamin über die Nieren ausgeschieden (☞ Abb. 6.5).

Kürzlich wurde über neue immunohistochemische Untersuchungen in Myozyten berichtet (1). Unter Verwendung eines Antikörpers gegen Ferrioxamin (bindet nicht an DFO) wurde auch bei nicht-Eisen-überladenen Ratten eine deutlich Anfärbung auch von FO in Myozyten nach 8 h-subkutaner DFO-Infusion gesehen. DFO kann also sehr wohl in Myozyten aufgenommen werden und dort Eisen binden. Möglicherweise ist aber der Abtransport von geladenem FO aus Myozyten heraus ein Problem (☞ Abb. 6.5).

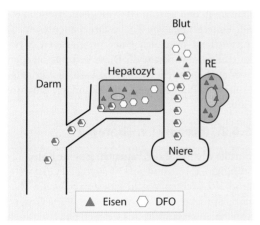

Abb. 6.5: DFO hat einen dualen Mechanismus. Es kann direkt in Hepatozyten permeieren und Eisen über die Galle ausscheiden lassen. Urin-Eisen stammt hauptsächlich aus dem Abbau von Erythrozyten. Das hydrophile FO kann gar nicht in Zellen eindringen. DFO wird nur gering von Zellen des RES aufgenommen. Modifiziert nach (9).

Die Wirkung von DFO auf Eisen im Plasma richtet sich vor allem auf das nicht-Transferrin-gebundene Eisen (NTBI). Eine gängige Methode zur Bestimmung von NTBI ist die Inkubation mit NTA als Chelator, Filtration durch einen Mikrofilter und Messung von Eisen im Filtrat. Nach Porter kann aber nur ca. ein Drittel dieser NTBI-Fraktion in Patienten mit β-Thalassämie von DFO gebunden und entfernt werden. Höhere DFO-Dosen

binden nicht mehr NTBI (10). Außerdem kommt es nach Absetzen des Chelators zu einem Rebound-Phänomen, das umso größer ausfällt, je höher die DFO-Dosis vorher war. Dies spricht insgesamt gegen eine "Start-Stopp"-Therapie und für eine kontinuierliche Dosierung von DFO bei einer Chelattherapie (1).

6.4. Wirksamkeit bei Thalassämie-Patienten

6.4.1. Subkutane Infusion über 8-12 Stunden

Die Standardtherapie mit Desferal® bei Patienten mit chronischer Transfusionstherapie besteht in einer subkutanen Infusion einer 10 %igen wässrigen Lösung von Deferoxaminmesilat (40 mg/kg) nachts über 8-12 Stunden an 5-6 Tagen pro Woche. Eine Dosiserhöhung sollte nur in Einzelfällen mit schwerer Eisenüberladung erwogen werden, wobei der Grenzwert des therapeutischen Index berücksichtigt werden sollte, um keine DFO-Nebenwirkungen (z.B. Hörschädigung) zu riskieren (☞ Kap. 6.5.1.). Bei Kindern mit bekannter transfusionspflichtiger Anämie, z.B. β-Thalassaemia major, sollte die Therapie mit DFO möglichst erst ab einem Alter von 3 Jahren beginnen (3). In diesem Alter liegt bereits eine mittelgradige Eisenüberladung vor, so dass wenig Anlass für eine Überdosierung gegeben ist. Bei Erwachsenen mit erworbener Transfusionspflichtigkeit ist der Beginn einer Eisenchelator schlechter definiert. Hierbei kann man sich anhand der Zahl der Transfusionen (> 20), oder am erhöhten Serum-Ferritin (> 1.000 µg/l) orientieren.

Die DFO-Applikation erfolgt heute über kleine und leise Mikroinjektorpumpen (☞ Abb. 6.3), die die vom Patienten angesetzte Lösung zuverlässig injizieren. Mit diesen modernen Pumpen ist auch eine unauffällige Anwendung tagsüber leicht möglich.

Vitamin C verbessert die Wirksamkeit der Eisenentspeicherung, allerdings wird vor der Anwendung von unphysiologisch hohen Dosen (< 200 mg/Tag) gewarnt, weil es bei Patienten mit schwerer Eisenüberladung zu einer Verschlechterung der Herzfunktion kommen kann. Auch Todesfälle sollen bei hochdosierter Vitamin C-Medikation und Eisenüberladung vorgekommen sein.

Über die Chelattherapie mit DFO liegen nach mehr als 30 Jahren der Anwendung unzählige Studien vor. In einer Auswertung aus dem Jahre 2004 wurde die Überlebensrate und die Häufigkeit von Komplikationen von 977 italienischen Patienten mit β-Thalassämie unter Desferaltherapie untersucht (4). Es ergab sich ein deutlicher Zusammenhang zwischen der Überlebensrate und dem Jahrgang der Geburt: Je später die Geburt, desto besser die Prognose (☞ Abb. 6.6).

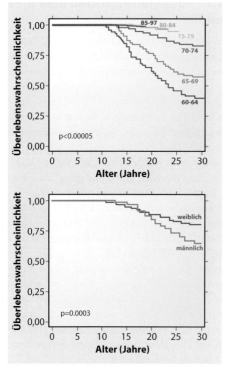

Abb. 6.6: Kaplan-Meier Überlebenskurven geordnet nach dem Jahrzehnt der Geburt (**oben**), bzw. dem Geschlecht (**unten**). Modifiziert nach (4).

Weibliche Patienten haben eine bessere Prognose als männliche Patienten. Patienten in der jüngsten Kohorte hatten weniger Herzprobleme, es gab in der Gruppe der 1980-1984 Geborenen nur einen herzbedingten Todesfall und in späteren überhaupt keinen mehr. In der Gruppe der vor 1979 Geborenen zeigten dagegen 50 % Anzeichen von Herzversagen.

In einzelnen Fällen unter regelmäßig durchgeführter Standard-s.c.-DFO-Therapie kann es offenbar bei β-Thalassämie trotzdem zu einer gefährlichen Myokardsiderose kommen. Anderson et al. beschrieben einen Patienten mit vergleichsweise niedrigem Serum-Ferritin und niedrigen Leber-Eisenwerten, der trotz zuverlässig durchgeführter Standardtherapie eine progessive Myokardsiderose entwickelte, angezeigt durch einschlägige Parameter inkl. eines Abfalls des T2*-Wertes (☞ Kap. 4.) (11).

Eine Limitierung von DFO in der Verhinderung von gefährlichen Myokardsiderosen wird auch aus der Auswertung der Überlebensrate bei einer großen Gruppen von Thalassämie-Patienten aus Italien sichtbar, die im Zeitraum von 1995 bis 2003 entweder nur mit DFO (n=359) oder nur mit DFP (n=157) behandelt wurden (12). Unter 3.610 Patientenjahren unter DFO kam es zu 52 kardialen Zwischenfällen, von denen 10 tödlich endeten. Unter 750 DFP-Patientenjahren kam es zu keinem Zwischenfall. Es bleibt aber vorerst unklar, und weitere kontrollierte Studien sind nötig, um zu klären, ob und warum DFO möglicherweise in einer Untergruppe von Thalassämiepatienten nicht ausreichend bezüglich einer progressiven Myokardsiderose wirksam ist. Diese Befunde machen aber auch deutlich, wie wichtig kardiale Verlaufskontrollen bei Patienten mit sekundärer Siderose sind.

6.4.2. Intensiv i.v. Therapie

Für die Mehrzahl der Patienten ist eine 8- bis 12-stündige s.c. Infusion von 30-50 mg DFO/kg während 5-6 Nächten/Woche eine ausreichende Therapie mit seltenen adversen Effekten. Eine Gruppe von Patienten kommt, aus welchen Gründen auch immer, mit dieser Standard-Therapie nicht zurecht und entwickelt eine progressive Eisenüberladung mit einem hohen Risiko für eine kardiale Dekompensation. Für diese Patienten kann eine i.v. DFO-Therapie lebensrettend sein. Verschiedene Protokolle wurden veröffentlicht. Einige Autoren wenden eine diskontinuierliche Therapie (DFO < 24 h/Tag) an (13, 14), andere eine kontinuierlich DFO-Infusion (15). In einer der größten Studien bisher berichteten Davies et al. über die Erfahrungen aus 16 Jahren mit einer kontinuierlichen DFO-Infusion bei insgesamt 17 Patienten (15). Indikation für die Intensivtherapie waren kardiale Arrhythmie, Linksherzinsuffizienz, schwere Eisenüberladung und Unverträglichkeit eine s.c. DFO-Therapie. Über einen implantierten Katheter wurde DFO-infundiert. Die Dosis richtete sich nach der Höhe des Serum-Ferritins, wobei aber immer der Grenzwert des therapeutischen Index beachtet wurde. Letztlich erhielten nur wenige Patienten eine Dosis > 50 mg/kg an 6-7 Tagen/Woche. Unter dieser Therapie war bei 6 von 6 Patienten die kardiale Symptomatik reversibel, die linksventrikuläre Auswurffraktion verbesserte sich in 7 von 9 Patienten (von 36 ± 2 % auf 49 ± 3 %, Mittelwert ± SEM, p=0.002, n=9). Katheterbedingte Komplikationen (Infektion, Thromboembolie) traten 1,15 bzw. 0,48 pro 1.000 Kathetertage auf, nicht anders als bei anderen Patientenkollektiven. Unter der kontinuierlichen Behandlung mit i.v. DFO (zwischen 68 und 1.670 Kathethertagen) wurde auch der Grad der individuell vorhandenen Eisenüberladung deutlich abgebaut (Serum-Ferritin 6.281 ± 562 µg/l auf 3.736 ± 466 µg/l; ☞ Abb. 6.7).

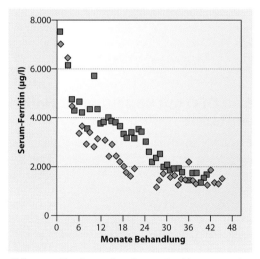

Abb. 6.7: Abnahme des Serum-Ferritins unter Behandlung mit kontinuierlicher i.v. DFO-Therapie (35-50 mg DFO/kg/24h) über einen implantierten Port bei zwei Patienten mit β-Thalassaemia major und schwerer Eisenüberladung. Modifiziert nach (14).

Die Eisenentspeicherung durch eine i.v. DFO-Therapie wirkt sich auch auf das Myocard aus. In einer Studie an 7 Thalassämie-Patienten mit Herzproblemen infolge zu geringer Compliance unter der Standard DFO-Therapie wurde die i.v. DFO-Therapie über 12 Monate mit verschiedenen diagnostischen Methoden überwacht, auch mit der neuen T2*-MRI-Technik (☞ Abb. 6.8) (16). Ein Patient starb, bei den anderen wurde eine deutli-

che Verbesserung der myokardialen Parameter gemessen: T2* (Anstieg von 5,1 ± 1,9 auf 8,1 ± 2,8 ms, p=0.003), Leber-Eisen (Abnahme von 9,6 ± 4,3 auf 2,1 ± 1,5 mg/g, p=0.001), linksventrikuläre Ejektionsfraktion (Anstieg von 52 ± 7,1 % auf 63 ± 6,4 %, p= 0.03), linksventrikuläres Herzvolumen LV (Abnahme Enddiastolischer Volumenindex 115 ± 17 auf 96 ± 3 ml, p=0.03; Endsystolischer Volumenindex 55 ± 16 auf 36 ± 6 ml, p=0.01) und LV Massenindex (Abnahme 106 ± 14 auf 95 ± 13, p=0.01). Eisen aus dem Myokard wurde langsamer abgebaut als aus der Leber.

> Diese Daten belegen, dass die Myokardsiderose unter einer i.v. DFO-Therapie häufig reversibel verläuft.

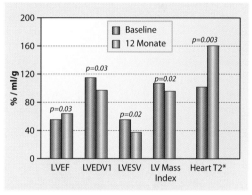

Abb. 6.8: Veränderungen in Parametern der linksventrikulären Herzfunktion vor und nach 12 Monaten einer i.v. DFO-Therapie. **LV**: linker Ventrikel; **EF**: Ejektionsfraktion; **EDVI**: Enddiastolischer Volumenindex; **ESVI**: Endsystolischer Volumenindex (16).

6.4.3. Kombinationstherapie

Im Unterschied zur Monotherapie wird bei der Kombinationstherapie mehr als ein Chelator am gleichen Tag eingenommen, wobei der Einnahmezeitpunkt der Substanzen aufgrund der kurzen Halbwertszeiten der Chelatoren kritisch ist. Es kann nicht erwartet werden, dass es bei einer sequenziellen Einnahme innerhalb eines Tages oder an verschiedenen Tagen zu einem Zusammenspiel beiden Substanzen z.B. im Blutplasma kommen kann. Die alternierende Gabe von zwei Chelatoren an verschiedenen Tagen in der Woche kann also nur so wirksam sein wie die Summe der einzelnen Therapieeffekte.

Die "echte" Kombination, also die gleichzeitige Gabe von zwei Chelatoren – einem, der leicht in Zellen penetrieren und dort Eisen aufnehmen und heraustransportieren kann, mit einem stark bindenden Chelator, der im Plasma das Eisen übernehmen und effizient über die Nieren ausscheiden lässt – kann eine Effizienzsteigerung einer Eisenchelattherapie bewirken (☞ Abb. 6.9). Grady et al. haben in aufwendigen Eisenbilanzstudien an Patienten mit Thalassämie einen solchen synergistischen Effekt zwischen DFO und DFP erstmals nachgewiesen (17). Patienten unter einer 8-stündigen s.c DFO-Infusion erhielten nach 0, 4 und 8 Stunden DFP. Dadurch konnte die Eisenausscheidung bei einigen Patienten um 240-340 % gesteigert werden. Ein Shuttle-Effekt zwischen DFO und DFP kann auch direkt im Blutplasma von Thalassämie-Patienten verfolgt werden. DFP-Behandlung führt zu einer Akkumulation von cheliertem Eisen im Plasma mit einem Maximum bei 2 Stunden nach Gabe (17).

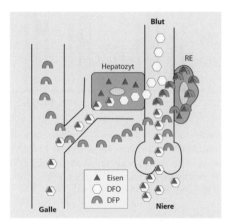

Abb. 6.9: In der Gegenwart von DFO könnte DFP als Shuttle-Molekül wirken, das schnell in Zellen permeieren , dort Eisen aufnehmen und – zurück in den Extrazellularraum – Eisen an das hochaffine DFO abgeben kann.

Die Zugabe von DFO führt zu einem Transfer von DFP-Fe zu DFO-Fe und zu einem Anstieg des gesamten chelierten Eisens im Plasma. In einer Reihe von Studien wurde die Verbesserung der Wirksamkeit und auch der Compliance durch eine kombinierte DFO/DFP-Therapie bei Patienten mit β-Thalassämie nachgewiesen. Wonke et al. behandelten 13 Patienten, die mit der vorher angesetzten oralen DFP-Therapie allein nicht ausrei-

chend behandelt waren, zusätzlich zu DFP an 5 Tagen mit einer DFO-Therapie (18). In allen Fällen resultierte erstmals ein Abfall des Serum-Ferritins als Zeichen einer negativen Eisenbilanz. Der Effekt auf die Urin-Fe-Exkretion scheint unter diesen Bedingungen additiv zu sein. Inzwischen wurden für eine solche Kombinationstherapie Behandlungsdauern von über einem Jahr beschrieben, ohne dass eine neue Art von Nebenwirkung erkennbar war (19). Diese Behandlungsform wird als besonders effizient eingeschätzt und ist gut geeignet für Patienten, die mit einer Standard DFO oder DFP-Therapie nicht ausreichend therapierbar sind oder die DFO nur an wenigen Tagen in der Woche einnehmen können.

Mit einer Kombinationstherapie von DFO und DFP wurden auch Fälle mit schwerem Herzversagen erfolgreich behandelt (20, 21).

Durch die potenziellen Möglichkeiten von synergistischen Effekten in einer Kombinationstherapie werden jetzt erneut Chelatoren untersucht, die allein zu keiner negativen Eisenbilanz bei Patienten mit Eisenüberladungserkrankungen führen, wie z.B. HBED (22).

6.5. DFO mit verlängerter Halbwertszeit

Es wurden verschiedene Versuche unternommen, die Wirksamkeit von DFO zu erhöhen. Eine Variante ist die Erhöhung des Molekulargewichtes durch Bindung von DFO an Hydroxyethyl-Stärke, was zu einer lang anhaltenden Wirkung führen soll. In einer klinischen Studie wurden hohe Plasmakonzentration des Eisenchelators von bis zu 3 mM nach 4 -stündiger i.v. Applikation (23) gefunden. Trotzdem war die klinische Testung dieser Substanz wegen einer offenbar zu geringen Eisenausscheidung eher enttäuschend (24). Was letztlich aus dieser Entwicklung wird ist z.Zt. unklar. Gleiches gilt offenbar auch für eine von der Firma Novartis entwickelte *slow-release*-Präparation" von DFO. Auch hier reicht die Effektivität in der Eisenmobilisierung offenbar nicht aus (24).

6.6. Nebenwirkungen

Unerwünschte Wirkung bis hin zu toxischen Reaktionen von DFO bei Patienten mit β-Thalassämie sind abhängig von der täglichen Dosis, dem Alter des Patienten und dem Grad der vorliegenden Eisenüberladung. Eine DFO-Therapie sollte grundsätzlich nicht zu früh (ca. 3 Jahre) begonnen werden, die Standarddosis von 40 mg/kg/ Tag sollte nur in begründeten Fällen überschritten werden und die Dosis sollte bei Verringerung der Eisenüberladung entsprechend reduziert werden (1-5).

■ Retinale Schädigung

Am längsten bekannt ist eine Schädigung der Retina und des Nervus opticus, die bei Patienten beschrieben wurde, welche eine sehr hohe DFO-Dosis (125 mg/kg/d) erhielten. Die Symptome reichen von verschwommener Sicht, Nachlassen der Sehschärfe, Sehverlust über Farbsehstörung, Nachtblindheit, Gesichtsfeldeinschränkung, Skotom bis zu Retinopathie, Sehnerv-Neuritis, Katarakt und Korneatrübung.

Das Risiko scheint besonders groß bei Patienten mit Diabetes zu sein, sodass vor allem hier eine Elektroretinographie als regelmäßige Untersuchungsmethode anzuraten ist. Nach Stopp der Therapie verschwinden die Symptome meist nach 1-2 Monaten, ansonsten drohen irreversible Schäden.

■ Hörschädigung

Ein hochfrequenter sensorineuraler Hörverlust wird relativ häufig (25 %), insbesondere bei Patienten unter hochdosierter DFO-Therapie beobachtet. Bei frühzeitiger Diagnose können diese Schäden reversibel sein (25).

■ Wachtumsstörungen

Eine Eisenüberladung der Hypophyse ist genauso schädlich wie eine zu hochdosierte DFO-Therapie. Bei Kindern mit chronischer Transfusionstherapie aber ohne Gabe von Eisenchelatoren führt die Eisenüberladung zu einer starken Wachstumshemmung infolge eines hypogonadotropen Hypogonadismus. Wenn Kinder allerdings zu früh (< 3 Jahre) zu intensiv cheliert werden (> 60 mg/kg) kommt es ebenfalls zu einer Beeinträchtigung des Körperwachstums. Unterhalb von 40 mg/kg Körpergewicht ist das Risiko deutlich geringer. Mit dieser Chelator-induzierten Schädigung können Veränderungen des Knochenstoffwechsels verbunden sein (Metaphyseale Dysplasie), die einer Rachitis ähneln können.

■ Lokale Reaktionen an der Infusionsstelle

Lokale Reaktionen mit Rötung, Schwellung, Schmerzen um die Einstichstelle sind bei s.c. DFO-Infusion sehr häufig. Hier hilft in vielen Fällen eine niedrigdosierte Kortison-Therapie (5-10 mg/Infusion). In einigen Fällen entwickelt sich eine pseudoallergische Reaktion mit starker Schwellung und Hautrötung. In solchen Fällen wurde eine i.v. DFO-Infusion aber problemlos vertragen, was gegen eine systemische Reaktion spricht. Sehr selten kann es aber auch zu typischen anaphylaktischen Reaktionen kommen. Einzelne Fälle einer erfolgreichen Desensibilisierung sind beschrieben (26-28).

■ Infektionen

Es sind Fälle bekannt, bei denen es bei eisenüberladenen Patienten unter DFO-Therapie zu systemischen Infektionen mit *Yersinia enterocolitica, Yersinia pseudotuberculosis* oder auch *Klebsiella* gekommen ist. Diese Bakterien können Ferrioxamin als Eisenquelle für ihre Vermehrung benutzen. Implantierte Ports sind bei diesen Patienten problematisch, weil der Patient in der Eigenbehandlung oftmals nicht steril genug arbeitet. Wenn unter Desferal-Therapie Fieber, verbunden mit akuter Enteritis/Enterokolitis, diffusen Bauchschmerzen oder Pharyngitis auftritt, sollte die Behandlung vorübergehend abgesetzt und entsprechende bakteriologische Untersuchungen sowie eine zweckmäßige antibiotische Therapie unverzüglich eingeleitet werden. Nach Abheilung der Infektion kann die Behandlung mit Desferal fortgesetzt werden.

6.6.1. Therapeutischer Index

Bezüglich der DFO-induzierten Hörschädigung tragen Patienten mit niedriger Eisenbeladung und hoher DFO-Dosis das größte Risiko. Porter hat dazu einen therapeutischen Index formuliert, der Dosis und Ferritin-Wert in Beziehung setzt (TI = Dosis DFO in mg/kg geteilt durch den Serum-Ferritin-Wert in µg/L) (29). Dieser Wert sollte stets unter 0,025 liegen. Fällt der Ferritinwert ab, sollte die Dosis vermindert werden. Verwendet man als besseres Maß für den Grad der individuellen Eisenbeladung statt des Serum-Ferritins die Leber-Eisenkonzentration, so kann der Speichereisenbasierte Chelatorindex definiert werden (30,31). Der Grenzwert für den Therapeutischen Index von 0.025 (mg/kg/Tag)/(µg/L) entspricht dabei einem Chelatorindex von 1.2 mMol/d/g Leber-Fe. Es gibt eine Reihe von eisenüberladenen Patienten, bei denen das Serum-Ferritin nicht zu der individuellen vorhandenen Lebersiderose "passt". Es bleibt abzuwarten, inwieweit der Chelatorindex speziell in solchen Fällen von Vorteil ist.

6.7. Literatur

1. Porter JB, Rafique R, Srichairatanakool, Davis BA. Recent Insights into Interactions of Deferoxamine with Cellular and Plasma Iron Pools: Implications for Clinical Use. Ann NY Acad Sci. 2005; 1054:155–168

2. Olivieri NF, Brittenham GM. Iron-Chelating Therapy and the Treatment of Thalassemia. Blood 1997; 89:739-761

3. Olivieri NF: The beta-thalassemias. N Engl J Med 1999; 341:99-109

4. Borgna-Pignati C, Rugolotto S, De Stefano P, Zhao H, Cappellini MD, Del Vecchio GC, Romeo MA, Forni GL, Gamberinni MR,Ghilardi R, Piga A, Cnaan A. Survival and complications in patients with thalassemia major treated with transfusion and deferoxamine. Haematologica. 2004; 89:1187-1193

5. Cario H, Stahnke K. Sander S. Kohne E. Epidemiological situation and treatment of patients with thalassemia major in Germany: results of the German multicenter β-thalassemia study. Ann Hematol 2000; 79:7–12

6. Lee P, Mohammed N, Marshall L, Abeysinghe RD, Hider RC, Porter JB, Singh S. Intravenous infusion pharmacokinetics of desferrioxamine in thalassaemic patients. Drug Metab Dispos 1993; 21:640-644

7. Porter J, Davis B, Weir T, Alberti D, Voi V, Piga A, Taraglia N, Howes C, Osborne S, Brockman L, Hassan I, McCombie R, Walker S, Lowe P. Preliminary findings with single dose evaluation of a new depot formulation of deferoxamine (ICL 749B) for transfusion-dependent beta-thalassemia. In: Iron Chelators, New Development Strategies. Saratoga Group, Ponte Vedra Beach, Florida USA. 2000

8. Busch AE, Quester S, Ulzheimer JC, Waldegger S, Gorboulev V, Arndt P, Lang F, Koepsell H. Electrogenic properties and substrate specificity of the polyspecific rat cation transporter rOCT1. J Biol Chem 1996; 271: 32599-32604

9. Hershko C, Link G, Konijn AM, Cabantschik ZI. Objectives and Mechanism of Iron Chelation Therapy. Ann NY Acad Sci 2005; 1054:124-135

10. Porter JB, Abeysinghe RD, Marshall L, Hider RC, Singh S. Kinetics of removal and reappearance of non-transferrinbound plasma iron with desferrioxamine therapy. Blood 1996; 88:705–714

11. Anderson LJ, Westwood MA, Prescott E, Malcolm Walker, Pennell D, Wonke B. Development of Thalassaemic Iron Overload Cardiomyopathy despite Low Li-

ver Iron Levels and Meticulous Compliance to Desferrioxamine. Acta Haematol 2006; 115:106–108

12. Borgna-Pignatti C, Cappellini MD, De Stefano P, Carlo Del Vecchio G, Forni GL, Gamberoni MR, Ghilardi R, Piga A, Romeo MA, Zhao H, Cnaan A. Cardiac morbidity and mortality in deferoxamine- or deferiprone-treated patients with thalassemia major. Blood, 2006; 107:3733-3737

13. Cohen AR, Martin M, Schwartz E. Current treatment of Cooley's anemia. Ann N Y Acad Sci 1990; 612:286

14. Tamary H, Goshen J, Carmi D, Yaniv I, Kaplinsky C, Cohen IJ, Zaizov R.. Long-term intravenous deferoxamine treatment for non-compliant transfusion dependent beta-thalassemia patients. Isr J Med Sci. 1994; 30: 658

15. Davies BA, Porter JB. Long-term outcome of continuous 24-hour deferoxamine infusion via indwelling intravenous catheters in high-risk beta-thalassemia. Blood 2000; 95:1229–1236

16. Anderson LJ, Westwood MA, Holden S, Davis B, Prescott E, Wonke B, Porter JB, Walker JM, Pennell DJ. Myocardial iron clearance during reversal of siderotic cardiomyopathy with intravenous desferrioxamine: a prospective study using T2* cardiovascular magnetic resonance. Br J Haematol 2004; 127:348–355

17. Grady RW, Berdoukas VA, Rachmilewitz EA, Giardina PJ. Iron chelation therapy: a better approach. The 7th International Conference on Thalassaemia and the Haemoglobinopathies. Bangkok, Thailand, 31 May-4 June 1999:Abstract 0018

18. Wonke B, Wright C, Hoffbrand AV. Combined therapy with deferiprone and desferrioxamine. Br J Haematol 1998; 103:361–364

19. Alymara V, Bourantas D, Chaidos A, Bouranta P, Gouva M, Vassou A, Tzouvara E, Bourantas KL. Effectiveness and safety of combined iron-chelation therapy with deferoxamine and deferiprone Hematol J 2004; 5:475-479

20. Tsironi M, Deftereos S, Andriopoulos P, Farmakis D, Meletis J, Aessopos A. Reversal of heart failure in thalassemia major by combined chelation therapy: a case report Eur J Haematol 2005; 74:84–85

21. Wu KH, Chang JS, Tsai CH, Peng CT. Combined therapy with deferiprone and desferrioxamine successfully regresses severe heart failure in patients with beta-thalassemia major. Ann Hematol. 2004; 83:471-473

22. Grady RW, Giardina PJ. Oral iron chelation: a potential role for HBED in combination therapy. American Society of Hematology, 41st Annual Meeting.December 1999. Blood 94(Suppl. 1): Abstr. 3293

23. Dragsten PR, Hallaway PE, Hanson GJ, Berger AE, Bernard B, and Hedlund BE. First human studies with a

high-molecular-weight iron chelator. J Lab Clin 2000; Med 135:57–65

24. Galanello R. Iron chelation: new therapies. Semin Hematol 2001; 38:73-76

25. Porter JB. Deferoxamine pharmacokinetics. Semin-Hematol. 2001; 38:63-68

26. La Rosa M, Romeo MA, Di Gregorio F, Russo G. Desensitization treatment for anaphylactoid reactions to desferrioxamine in a pediatric patient with thalassemia. J Allergy Clin Immunol 1996; 97:127-128

27. Patriarca G, Schiavino D, Nucera E, Pellegrino S, Valle D, Della Corte AM, Pagliari G. Successful desensitization of a child with desferrioxamine hypersensitivity. J Investig Allergol Clin Immunol 1995; 5:294-295

28. Bousquet J, Navarro M, Robert G, Aye P, Michel FB. Rapid desensitisation for desferrioxamine anaphylactoid reaction. Lancet 1983; 2(8354):859-860

29. Porter JB, Jaswon MS, Huehns ER. Desferrioxamine ototoxicity: evaluation of risk factors in thalassaemic patients and guidelines for safe dosage. Br J Haematol 1989;73:403–409

30. Nielsen P, Kordes U, Fischer R., Engelhardt R, Janka GE. SQUID-Biosuszeptometrie bei Eisenüberladungskrankheiten in der Haematologie. Klin Paediatr 2002; 214:218–222

31. Fischer R, Piga A, Harmatz P, Nielsen P. Monitoring Long-Term Efficacy of Iron Chelation Treatment with Biomagnetic Liver Susceptometry. Ann NY Acad Sci 2005; 1054:350–357

Deferipron

7. Deferipron

Deferipron (DFP, CP20, L1) ist ein einfacher Vertreter der 3-Hydroxypyridin-4-one, die über die beiden vicinalen Sauerstoffatome neutrale 3:1 Komplexe mit Eisen(III) bilden können (☞ Abb. 7.1) (1-3). Deferipron ist der erste zugelassene oral zu verwendende Eisenchelator.

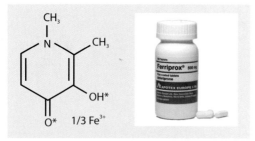

Abb. 7.1: Struktur von Deferipron (1,2-Dimethyl-3-hydroxypyridin-4-on; DFP) mit seinen zwei Bindungsstellen für Eisen. Drei Moleküle DFP sind notwendig, um ein Atom Fe vollständig zu komplexieren (3:1). Die bei zweizähnigen Chelaten theoretisch mögliche Bildung von unvollständigen Chelaten (DFP : Fe = 2 : 1) wird als mögliche Ursache für einige der beobachteten Nebenwirkungen von DFP diskutiert.

7.1. Entwicklungsgeschichte von DFP als Eisenchelator

Die Entwicklungsgeschichte von DFP kann man mit Fug und Recht als außergewöhnlich bezeichnen, weil sie sehr wechselhaft verlief, anfangs mehr von Einzelpersonen als von Pharmafirmen betrieben wurde, und weil sie von erbittert geführten Konfrontationen in der Literatur und vor Gericht zwischen Befürwortern und Gegnern geprägt wurde, die auch heute noch anhalten (4-6).

Am Anfang stand G. Kontoghiorghes, der als Doktorand in einem pharmakologischen Labor in London mit der Untersuchung von Hydroxypyridinonen als mögliche Eisenchelatoren beauftragt war. Der erste untersuchte Vertreter, 1,2-Dimethyl-3-hydroxypyrid-4-on (CP20) und seine Synthese waren schon lange bekannt. Kontoghiorghes verließ das Labor mit der Begeisterung für DFP und versuchte in der Folgezeit, DFP möglichst schnell für Thalassämie-Patienten zur Verfügung zu stellen. Diese Aktivitäten führten die indische Firma Cipla 1994 dazu, DFP als Kelfer™ in Indien registrieren zu lassen, was nur möglich war, weil Indien zu diesem Zeitpunkt (aktuell gerade geändert) keinen Patentschutz für Importpräparate anerkannte. Frau Dr. Nancy Olivieri in der Kinderklinik Toronto begann zu dieser Zeit, Studien mit

Jahr	Entwicklung	Land
1982	Patentiert als Eisenchelator	Essex University, England
1982-1984	Tierversuche zur Effektivität	Essex University, England
1987	Eingesetzt bei MDS-Patienten	Royal Free Hospital, London
1989	Erste Berichte Knochenmarktoxizität, Mäuse	University College, London
1989	Erster Fall Agranulozytose Mensch	Royal Free Hospital, London
1990-1992	Klinische Berichte	Kanada, Indien
1991	Detaillierte präklinische Studien	Ciba-Geigy
ab 1993	Kontrollierte klinische Studien	Kanada, USA, Italien
1996	Registrierung in Indien als Kelfer™	Cipla, Indien
1998	Warnung vor Leberfibrose	Kanada
2000	EU-weite Registrierung als Ferriprox™ als *second-line*-Medikation	Apotex, Kanada
2001	Kardioprotektiver Effekt	Piga, Wonke
2002	Leberfibrose nicht bestätigt	Wanless et al.

Tab. 7.1: Historische Entwicklung von Deferipron.

DFP an β-Thalassämie-Patienten in Kanada durchzuführen. Als DFP auf entsprechenden Konferenzen immer weiter für Aufmerksamkeit sorgte und Patientenorganisationen aufmerksam wurden, übernahm Ciba-Geigy (heute Novartis) das schon einige Zeit bestehende Patent für DFP, um diesen Chelator zur Zulassung zu bringen. Die diesbezüglichen Aktivitäten fanden dann aber, für Außenstehende etwas unerwartet, ein abruptes Ende und die nach einer Fusion neu gebildete Firma Novartis begann eine breit gefächerte Neuentwicklung für einen oralen Chelator, die 2006 zur Zulassung von ICL670 (Deferasirox, DSX) geführt hat, das vor kurzer Zeit in der Schweiz und in den USA (Europa: voraussichtlich Sept./Okt. 2006) zugelassen wurde (☞ Kapitel 8.).

Das Patent für DFP wurde sofort von der kanadischen Firma Apotex übernommen, die anfangs mit Dr. Olivieri, später gegen ihren Widerstand, große Patientenstudien in Italien und USA durchgeführt und die 1999 Deferipron als Ferriprox™ zur Zulassung in Europa gebracht hat. DFP ist heute in 43 Ländern zugelassen, nicht aber in den USA und Kanada. Dr. Olivieri warnt seit 1995 vor DFP, das sie für ineffektiv und hepatotoxisch hält (4). Inzwischen haben sich die Befunde in Richtung einer DFP-spezifischen Leberschädigung als nicht reproduzierbar erwiesen und das vermeintliche Risiko für Patienten unter DFP-Therapie hat sich evtl. sogar ins Gegenteil verkehrt, weil DFP aktuell ein kardioprotektiver Effekt zugeschrieben wird, von dem Thalassämie-Patienten unter DFP-Therapie eher profitieren würden (7).

Viele weitere Derivate der Hydroxypyridinon-Reihe wurden inzwischen hergestellt und untersucht. Einige davon zeigen eine viel stärkere Eisenbindung als DFP, können aber offenbar wegen toxischer Reaktionen nicht am Menschen eingesetzt werden (8). Nach Angaben der Firma Apotex befinden sich einige aussichtsreiche Vertreter der Hydroxypyridinone in präklinischen Testungen (z.B. CP363, CP502) (9). Es bleibt abzuwarten, ob daraus ein verbessertes Nachfolgepräparat entsteht.

7.2. Pharmakokinetik, Eisenexkretion

Deferipron, als kleines neutrales Molekül, kann theoretisch besser die Zellmembran permeieren

und in der Zelle Eisen binden als das vergleichsweise höhermolekulare Deferoxamin (☞ Abb. 7.2) (10). Dies ist in der Praxis auch ausführlich an Erythrozyten von Normalpersonen bzw. von Thalassämie oder Sichelzellpatienten gezeigt worden (11).

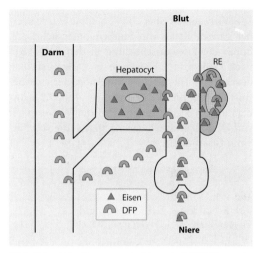

Abb. 7.2: Urin-Eisenausscheidung bei DFP-Therapie. DFP ist kleiner (MW 139) und lipophiler als DFO (MW 559) und kann intrazelluläres Eisen besser erreichen und abtransportieren (nach 10).

Deferipron wird bereits im Magen absorbiert. Im Plasma ist ein Peak nach 45-60 min zu messen. Gleichzeitige Nahrungsaufnahme reduziert die Aufnahmegeschwindigkeit, nicht aber die aufgenommene Menge (12). DFP und sein Eisenchelat werden über den Urin ausgeschieden, eine fäkale Eisenausscheidung ist offenbar vernachlässigbar gering (13). Leider ist die notwendige Dosis, die einen typischen Patienten mit chronischer Transfusionssiderose auf Dauer in negativer Eisen-Bilanz halten kann, vergleichsweise hoch. Ursache dafür ist der extensive Metabolismus in der Leber. Die 3-Hydroxyl-Funktion, die funktionell unentbehrlich ist für die Eisenkomplexierung, ist auch primäres Ziel für die Glucuronidierung. Wiederfindungsstudien bei Ratten und Menschen haben 44 % bzw. 85 % der applizierten Dosis als nicht eisenbindendes 3-O-glucoroniertes Konjugat im Urin wiedergefunden (14). Die Fläche unter der Kurve für die Konzentration von DFP im Plasma variiert erheblich zwischen verschiedenen Patienten, was offenbar die stark variierende Wirksamkeit eine DFP-Therapie erklären kann.

Eisenbilanzstudien an 13 Patienten zeigten, dass die Gesamt-Eisenausscheidung nach 75 mg/kg DFP 62 % der Menge entsprach, die nach 60 mg/kg DFO s.c über 8 Stunden insgesamt ausgeschieden wurde (15).

7.3. Dosierung und Wirksamkeit

Die Wirksamkeit einer DFP-Therapie wurde in einer ganzen Reihe von Studien untersucht, z.B. durch die Eisenausscheidung in den 24 h-Urin nach Gabe von DFP, sowie in Langzeitstudien durch Verlaufskontrollen von Parametern wie Serum-Ferritin und Leber-Eisen (☞ Tab. 7.2). Anders als bei Deferoxamin wird die Wirksamkeit von DFP nicht durch gleichzeitige Gabe von Vitamin C verbessert.

Methode	Ergebnis	Referenz
24-h-Fe-Urin-Exkretion	21-42 mg/d	16,17
Serum-Ferritin (basal > 4.000 µg/l)	signifikante Abnahme	18,19
Serum-Ferritin (basal ca. 2.000 µg/l)	keine signifikante Abnahme	20,21
Leber-Eisen	Abnahme	19,22
Leber-Eisen	Zunahme	23,24

Tab. 7.2: Beurteilung der Chelator-Effektivität durch eine Deferipron-Standarddosis (75 mg/kg) in Thalassämiepatienten beurteilt anhand verschiedener Kriterien.

Eine signifikante Abnahme der Serum-Ferritin-Werte zeigte sich vor allem bei vorher nicht ausreichend chelierten Patienten mit entsprechend hohen Basalwerten. Bei vorher gut therapierten Patienten zeigte sich dagegen in den meisten Studien keine signifikante Veränderung der Ferritinwerte oder der Leber-Eisenkonzentrationen. In einigen Patienten kommt es sogar zu einer Zunahme der bestehenden Eisenüberladung.

In einer Studie aus Hamburg und Turin an 54 Patienten mit β-Thalassaemia major, die alle gut vorbehandelt waren, kam es nach 48,5 Monaten einer DFP-Therapie (70 mg/kg/d) im Mittel zu einem Anstieg von Serum-Ferritin (1.897 auf 2.519 µg/l) und Leber-Eisen (SQUID-Methode: 1.456 auf 3.064 µg/g) (24). In einer Gruppe von Patienten gleichen Alters kam es unter fortgesetzter DFO-

Therapie im Beobachtungszeitraum von 23 Monaten ebenfalls zu einem Anstieg der mittleren Werte (Ferritin: 1.422 auf 1.631 µg/l, Leber-Eisen: 1.076 auf 1.260 µg/g). Bei 67 % der Patienten wurde eine gleich gute Ausscheidung von Eisen aus dem Gesamtkörper festgestellt wie unter der Standard-DFO-Therapie, während die Leber-Eisenkonzentration in 72 % der Fälle anstieg. Dies erklärt sich rechnerisch durch den Anstieg des transfundierten Eisens bedingt durch die Gewichtszunahme im Wachstum der noch jungen Patienten (n=54, Alter 7-22 Jahre).In dieser Studie war mit einer Standarddosis von 75 mg/kg/d DFP der Großteil der β-Thalassaemia major-Patienten gerade ausreichend dosiert, um auf Dauer eine ausgeglichene oder negative Eisenbilanz zu halten. Abb. 7.3 zeigt den Verlauf der Leber-Eisenkonzentration bei drei typischen Fällen mit positver oder negativer Eisenbilanz.

Diese Studie zeigt auch auf, dass das Serum-Ferritin als diagnostischer Parameter für die Verlaufskontrolle nur ein qualitativer Anhalt sein kann und zur genauen Analyse der Wirksamkeit eines Eisenchelators nicht ausreichend ist (24).

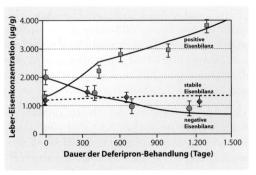

Abb. 7.3: Leber-Eisenkonzentration bei drei typischen Patienten mit β-Thalassämie unter DFP-Therapie über 4 Jahre mit stabiler, negativer oder positiver Eisenbilanz. Die Kurven zeigen Modellberechnungen unter Berücksichtigung der initialen Eisenspeicher, der transfundierten Eisenmengen und der Chelator-Dosis-Raten (nach 24).

In den Fällen, die mit 75 mg/kg/d DFP auf Dauer nicht ausreichend therapiert werden können, empfiehlt Hoffbrand eine höhere Dosierung (100 mg/kg) oder eine Kombinationstherapie mit DFO (25).

7.4. DFP und Herz-Eisen

Der erste Hinweis auf eine spezifische Wirkung von DFP auf die Herz-Eisenkonzentration stammt aus dem Jahre 1995 (26). Danach ergab sich bei DFP-, nicht aber bei DFO-behandelten β-Thalassämie-Patienten in der Kernspintomographie eine Verlängerung der T2-Relaxationszeit für den Herzmuskel als Zeichen der Reduktion der Eisenkonzentration im Herzen. Dieser Befund ist bei dem damaligen Stand der MRI-Technik in Krankenhäusern methodisch als eher zweifelhaft einzustufen. Aktuelle Studien mit der in Kapitel 4. beschriebenen MRI-T2*-Methode scheinen besser geeignet zu sein, denn die sogenannte T2*-Relaxationszeit weist paramagnetisches Eisen wesentlich sensiver als frühere MRI-Methoden nach und korreliert offenbar mit der klinisch befundeten ventrikulären Dysfunktion bei eisenüberladenen Thalassämie-Patienten (vergl. Kap. 4). Eine kurze T2*-Relaxationszeit spricht für eine höhere Eisenkonzentration im Herzmuskel und damit für ein kardiologisches Risiko (27-29). In einer Studie an Patienten unter DFP- und DFO-Therapie zeigte sich ein signifikanter Unterschied in den T2*-Zeiten im Herzmuskel. Die DFP-Gruppe hatte signifikant längere T2*-Zeiten als die DFO behandelte Gruppe, während die DFO-Gruppe längere T2*-Zeiten für Lebergewebe aufwiesen (28). Es sei daran erinnert, dass eine kardiale Problematik (Herzversagen, Rhythmusstörungen) eine häufige Todesursache bei Thalassämie-Patienten darstellt, sodass einem solchen Therapieeffekt eine wichtige klinische Bedeutung zukommen würde.

Diese Befunde werden unterstützt durch die retrospektive Auswertung von Langzeitüberlebensdaten von Thalassämiepatienten. In einer Auswertung an Patienten aus Turin/Italien über 6 Jahre wurde die Verschlechterung einer bestehenden kardialen Dysfunktion oder das Auftreten von neuen Befunden verfolgt (30). Am Ende zeigten zwei (4 %) der mit DFP behandelten Patienten (n=54) eine kardiale Verschlechterung gegenüber 15 (20 %) aus der DFO-Gruppe (n=75).

Eine Kaplan-Meier-Analyse der komplikationslosen 5-Jahres-Zeit einer Herzbeteiligung zeigte für die DFP-Gruppe einen signifikanten Vorteil (p=0.003) (☞ Abb. 7.4).

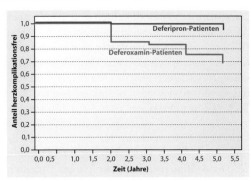

Abb. 7.4: Kaplan-Meier-Analyse der herzkomplikationsfreien Zeit bei β-Thalassämie-Patienten unter DFP- oder DFO-Therapie. 4 % gegenüber 20 % der Patienten (p=0.003) entwickelten eine kardiale Symptomatik, was für eine kardioprotektive Wirkung von DFP spricht (nach 30).

Kein Patient aus der DFP-Gruppe starb in dieser Zeit, während drei Patienten aus der DFO-behandelten Gruppe an Herzproblemen verstarben.

Diese Ergebnisse wurden durch eine größere Auswertung bestätigt. 3.610 italienische Patienten aus 7 Zentren (Geburtsdatum 1970-1993, bis Januar 1995 keine kardiale Komplikation befundet) wurden bis Dezember 2003 verfolgt (31). Bei Start waren beide Studiengruppen gleich bezüglich Alter und Geschlecht der Patienten. Die DFP-Gruppe wies allerdings höhere Ferritinwerte auf. 359 Patienten erhielten DFO (3.610 Patientenjahre), 157 Patienten erhielten ausschließlich DFP (750 Patientenjahre). In der DFO-Gruppe wurden 52 kardiale Ereignisse, definiert als befundeter Bedarf für eine ionotrope oder antiarrhythmische Medikation, inkl. 10 Todesfälle erfasst. In der DFP-Gruppe kam es zu keinen (!) kardialen Ereignissen.

In einer aktuellen prospektiven Studie über ein Jahr wurden 61 Patienten mit β-Thalassaemia major, die vorher alle mit DFO behandelt wurden, randomisiert weiter mit DFO (n=32, Dosis 43 mg/kg über 5,7 Tage/Woche) oder mit DFP (n=29, Dosis 92 mg/kg/Tag) behandelt (32). Analysiert wurde die Veränderung der MRI-T2*-Zeit, die als Maß für das gefährliche myokardiale Speichereisen gilt. Die myokardiale T2*-Zeit stieg in der DFP-Gruppe signifikant höher als in der DFO-Gruppe an (27 % gegenüber 13 %, p=0,023). Parallel dazu verbesserte sich die linksventrikuläre-Ausstoßfraktion in der DFP-Gruppe mehr als in der DFO-Gruppe (3,1 % vs 0,3 %, p=0.003).

Diese wichtigen Befunde deuten eindrucksvoll auf einen möglichen kardioprotektiven Effekt von DFP hin, insgesamt kann dieser aber aus den vorwiegend retrospektiven Befunden nicht als abschließend gesichert gelten. Viele Fragen sind vorerst offen, beispielsweise ist unklar, was die T2*-Technik auf molekularer Ebene eigentlich nachweist. Unbestritten ist auch, dass Desferal seine kardioprotektive Wirkung für Patienten bereits eindeutig bewiesen hat (33). So wird DFO z.B. in der Standardintervention-Therapie bei Patienten mit akutem lebensbedrohlichem Herzversagen im Rahmen einer 24 h-i.v.-DFO-Therapie eingesetzt, die eindrucksvolle Therapieerfolge nachweisen kann (34). Es bleibt also z.B. zu klären, ob DFO per se schlechter kardial wirksam ist oder ob nur eine mangelnde Compliance unter DFO-Therapie für diesen Effekt verantwortlich ist. Diese Frage mag epidemiologisch ohne Belang sein, ist aber für einen Patienten unter einer gut durchgeführter DFO Therapie entscheidend wichtig. Unklar ist auch, ob der DFP-Kardio-Effekt nur für Thalassämie gilt oder für alle Transfusionssiderosen.

Es sind deshalb randomisierte, kontrollierte prospektive Langzeitstudien notwendig, um eine Überlegenheit von DFP zweifelsfrei zu dokumentieren (35).

7.5. Nebenwirkungen

Eine Agranulozytose (Neutrophilenzahl zwischen 0,0-0,5 x 10^9/l) ist die anerkannt wichtigste und schwerste Nebenwirkung bei einer Therapie mit Deferipron. In einer speziellen Studie zur Häufigkeit dieser Nebenwirkung wurden wöchentliche Blutproben untersucht. Eine Agranulozytose entwickelte sich in 0,5 % der Patienten während eines Jahres mit einer Inzidenz von 0,6 per 100 Patientenjahren (21). Eine milde Neutropenie (Neutrophilenzahl zwischen 0,5-1,5 x 10^9/l) trat in 4,8 % der Patienten auf. In einer anderen Studie an 532 Patienten mit Thalassämie wurde die Inzidenz für Agranulozytose und milde Neutropenie mit 0,43 bzw. 2,08 per 100 Patientenjahre angegeben (36). Die Agranulozytosen waren nach Absetzen der Therapie reversibel, in einigen Fällen war die Gabe von *granulocyte-colony-stimulating-factor* (G-CSF) notwendig.

Als häufig auftretende Nebenwirkungen werden gastrointestinale Beschwerden (ca. 20 %: Übelkeit, Erbrechen), Arthralgien (13 %: Gelenkschmerzen, Muskelversteifung) und Zinkmangel benannt. (21). Die Arthralgien betrafen besonders große Gelenke wie das Kniegelenk, traten aber wesentlich häufiger bei indischen (20 %) als bei europäischen Patienten auf (3,7 %) und sind reversibel nach Absetzen des Chelators.

Eine Fluktuation von Leberindikatorenzymen (ALT), eine meist transiente Erhöhung, ist unter DFP-Therapie aus mehreren Studien bekannt. Dies kommt bei Thalassämiepatienten aber auch ohne Chelattherapie bzw. mit anderen Chelatoren vor. Eine angebliche chronische Hepatotoxizität war Anlass für die bereits erwähnte heftige Konfrontation in der Literatur um Risiken und Nutzen von DFP. Ausgangspunkt war der Bericht über die Induktion und Progression einer Leberfibrose unter DFP-Therapie, der zu einer im Wissenschaftsalltag eher ungewöhnlichen externen Überprüfung und Neubefundung der Leberbiopsieproben aus dieser Studie geführt hat (4-6). Außerdem wurden in der Folgezeit weitere Studien zu dieser Frage durchgeführt. In der ausführlichsten Studie an 56 Patienten über 3,5 Jahre wurden insgesamt 112 Leberbiopsieproben ausgewertet, wobei sich kein hepatotoxischer Effekt von DFP nachweisen ließ, der zu einer Veränderung eines Leberfibrose-Scores geführt hat (37).

7.6. Literatur

1. Hider RC, Kontoghiorghes G, Silver J, Stockham MA. Pharmaceutically active hydroxypyridones. 1984. GB patent 21-46989

2. Kontoghiorges GJ, Aldouri MA, Sheppard L, Hoffbrand AV. 1-2-Dimethyl-3-hydroxypyrid-4-one, an orally active chelator for treatment of iron overload. Lancet 1987; 1:1294-1295

3. Hider RC, Liu ZD. Emerging understanding of the advantage of small molecules such as hydroxypyridinones in the treatment of iron overload. Curr Med Chem 2003; 10:1051-1064

4. Olivieri NF, Brittenham GM, McLaren CE, Tampleton DM, Cameron RG, McClellan RA, Burt AD, Fleming KA. Long-term safety and effectiveness of iron-chelation therapy with deferiprone for thalassemia major. N Eng J Med 1998; 339:417-423

5. Tricta F, Spino M, Callea F, Nathan DG, Weatherall DJ, Stella M., Pinzello G, Maggio A, Wonke B, Telfer P, Hoffbrand A, Grady RW, Giardina PJ, Cohen A. R., Martin M. B., Brittenham GM, Fleming KA, Templeton DM, Olivieri NF, Kowdley KV, Kaplan MM. Iron Chelation

with Oral Deferiprone in Patients with Thalassemia. N Engl J Med 1998; 339:1710-1714

6. Brittenham GM, Nathan DG, Olivieri NF, Porter JB, Pippard M, Vichinsky EP, Weatherall DJ. Deferiprone and hepatic fibrosis. Blood 2003; 101:5089-5090

7. Savulescu J. Thalassaemia major: the murky story of deferiprone. BMJ 2004; 328(7436):358-359

8. Smith AG, Clothier B, Francis JE, Gibbs AH, De Matteis F, Hider RC. Protoporphyria Induced by the Orally Active Iron Chelator 1,2-diethyl-3-hydroxypyridin-4-one in C57BL/10ScSn Mice. Blood 1997; 89:1045-1051

9. Huang X-P, Spino M, Thiessen JJ. Transport Kinetics of Iron Chelators and Their Chelates in Caco-2 Cells. Pharm Res 2006; 23: 280-290

10. Hershko C, Link G, Konijin AM, Cabantchik ZI. Objectives and Mechanism of Iron Chelation Therapy. Ann NY Acad Sci 2005; 1054:124-135

11. Shalev O, Repka T, Goldfarb A Grinberg L, Abrahamov A, Olivieri NF, Rachmilewitz EA, Hebbel RP. Deferiprone (L1) chelates pathologic iron deposits from membranes of intact thalassaemic and sickle red blood cells from both in vitro and in vivo. Blood 1995; 86: 2008–2013

12. Matsui D, Klein J, Hermann C, Grunau V, McClelland R, Chung D, St-Louis P, Olivieri N, Koren G. Relationship between the pharmacokinetics and iron excretion pharmacodynamics of the new oral iron chelators 1,2-dimethyl-3-hydroxypyrid-4-1 in patients with thalassemia. Clin Pharmacol Ther 1991; 50:294-298

13. Kontoghiorghes GJ, Bartlett AN, Hoffbrand AV, Goddard JG, Sheppard L, Barr J, Nortey P. Long-term trial with the oral iron chelator 1,2-dimethyl-3-hydroxypyrid-4-one (L1), I: iron chelation and metabolic studies. Br J Haematol. 1990; 76:295-300

14. Singh S, Epemolu O, Dobbin PS, Tilbrook GS, Ellis BL, Damani LA, Hider RC. Urinary metabolic profiles in human and rat of 1,2-dimethyl and 1,2-diethyl-3-hydroxypyrid-4-1. iron chelator 1,2-dimethyl-3-hydroxypyrid-4-1 or deferoxamine. Drug Metabol Dispo 1992; 20:256-261

15. Grady RW, Berdoukas V, Rachmilewitz EA. Iron chelation therapy: metabolic aspects of combining deferiprone and deferoxamine [abstract]. 11th International Conference on Oral Chelation in the Treatment of Thalassaemia Major and Other Diseases. Catania, Italy: 2001;74-78

16. Kersten MJ, Lange R, Smeets MEP, Vreugdenhil G, Roozendaal KJ, Lameijer W, Goudsmit R. Longterm treatment of transfusional iron overload with the oral iron chelator deferiprone (L1): a Dutch multicenter trial. Ann Hematol 1996; 73:247-252

17. Agarwal MB, Gupte SS, Viswanathan C, Vasandani D, Ramanathan J, Desai N, Puniyani RR, Chhablani AT. Long-term assessment of efficacy and safety of L1, an oral iron chelator, in transfusion-dependent thalassaemia: Indian trial. Br J Haematol 1992; 82:460-466

18. Al-Refaie FN, Wonke B, Hoffbrand AV, Wickens DG, Nortey P, Kontoghiorghes GJ. Efficacy and possible adverse effects of the oral iron chelator 1,2-dimethyl-3-hydroxypyrid-4-1 (L1) in thalassemia major. Blood. 1992; 80:593-599

19. Olivieri NF, Brittenham GM, Matsui D, Berkovitch M, Blendis LM, Cameron RG, McClelland RA, Liu PP, Templeton DM, Koren G. Iron chelation therapy with oral deferiprone in patients with thalassemia major. N Engl J Med 1995;332:918-922

20. Hoffbrand AV, Al-Refaie F, Davis B, Siritanakatkul N, Jackson BFA, Cochrane J, Prescott E, Wonke B. Long-term trial of deferiprone in 51 transfusion dependent iron overloaded patients. Blood 1998; 91:295-300

21. Cohen AR, Galanello R, Piga A, DiPalma A, Vullo C, Tricta F. Safety profile of the oral iron chelators deferiprone: a multicenter study. Br J Haematol 2000; 108:305-312

22. Del Vecchio GC, Crollo E, Schettini F, Schettini F, Fischer R, De Mattia D. Factors influencing effectiveness of deferiprone in a thalassaemia major clinical setting. Acta Haematol 2000; 104:99-102

23. Olivieri NF, Brittenham GM. Final results of the randomized trial of deferiprone (L1) and deferoxamine (DFO) [abstract]. Blood 1997;90:264

24. Fischer R, Longo F, Nielsen P, Engelhardt R, Hider RC, Piga A. Monitoring long-term efficacy of iron chelation therapy by deferiprone and desferrioxamine in patients with β-thalassaemia major: application of SQUID biomagnetic liver susceptometry. British Journal of Haematology 2003; 121:938–948

25. Hoffbrand AV, Cohen A, Hershko C. Role of deferiprone in chelation therapy for transfusional iron overload. Blood 2003; 102:17-23

26. Olivieri NF, Nathan DG, MacMillan JH Wayne AS, Liu PP, McGee A, Martin M, Koren G, Cohen AR. Survival in medically treated patients with homozygous β-thalassemia. N Eng J Med 1994; 331:574–578

27. Anderson L, Holden S, Davis B, Prescott E, Charrier CC, Bunce NH, Firmin DN, Wonke B, Porter J, Walker JM, Pennell DJ. Cardiovascular T2-star (T2*) magnetic resonance for the early diagnosis of myocardial iron overload. Eur Heart J 2001; 22:2171-2179

28. Pennell DJ, Bland JM. Deferiprone versus desferrioxamine in thalassaemia and T2* validation and utility. Lancet 2003; 361:183-184

29. Anderson LJ, Wonke N, Prescott E, Holden S, Malcolm Walker J, Pennell DJ
Comparison of effects of oral deferiprone and subcutaneous desferrioxamine on myocardial iron concentrations and ventricular function in beta-thalassaemia. Lancet 2002; 360:516-520

30. Piga A, Gaglioti C, Fogliacco E, Tricta F. Comparative effects of deferiprone and deferoxamine on survival and cardiac disease in patients with thalassemia major. Haematologica 2003; 70:489–496

31. Borgna-Pignatti C, Cappellini MD, De Stefano P, Carlo Del Vecchio G, Forni GL, Gamberoni MR, Ghilardi R, Piga A, Romeo MA, Zhao H, Cnaan A. Cardiac morbidity and mortality in deferoxamine- or deferiprone-treated patients with thalassemia major. Cardiac morbidity and therapy in thalassemia major. Blood 2006; 107:3733-3737

32. Pennell DJ, Berdoukas V, Karagiorga M, Ladis V, Piga A, Aessopos A, Gotsis ED, Tanner MA, Smith GC, Westwood MA, Wonke B, Galanello R. Randomized controlled trial of deferiprone or deferoxamine in beta-thalassemia major patients with asymptomatic myocardial siderosis Blood 2006; 107:3738-3744

33. Zurlo MG, De Stefano P, Borgna-Pignatti C, Di Palma A, Piga A, Melevendi C, Di Gregorio F, Burattini MG, Terzoli S.Survival and causes of death in thalassaemia major. Lancet. 1989; 2:27-30

34. Davies BA, Porter JB. Long-term outcome of continuous 24-hour deferoxamine infusion via indwelling intravenous catheters in high-risk beta-thalassemia. Blood 2000; 95:1229–1236

35. Piga A, Roggero S, Vinciguerra T, Saccetti L, Gallo V, Longo F. Deferiprone: New Insight. Ann NY Acad Sci 2005; 1054:169–174

36. Ceci A, Baiardi P, Felisi M, Carnelli V, De Sanctis V, Galanello R, Maggio A, Masera G, Piga A, Schettini F, Stefano I, Tricta F. The safety and effectiveness of deferiprone in a large-scale, 3-year study in Italian patients. Br J Haematol. 2002; 118:330-336

37. Wanless IR, Sweeney G, Dhillon AP, Guido M, Piga A, Galanello R, Gamberoni MR, Schwartz E, Cohen AR. Lack of progressive hepatic fibrosis during long-term therapy with deferiprone in subjects with transfusion-dependent beta-thalassemia. Blood 2002; 100:1566-1569

Deferasirox

8. Deferasirox

Deferasirox (DSX, ICL670, Exjade™) ist ein neuer oraler Eisenchelator, der von der Firma Novartis entwickelt und vor kurzem in der Schweiz und in USA/Kanada (FDA-Approval: November 2005) zugelassen wurde. In einer umfangreichen Suche unter 750 Chelatoren aus unterschiedlichen chemischen Substanzklassen wurden auch die Eigenschaften von bis-(Hydroxyphenyl)-Triazolen untersucht (1). Mit Hilfe von komplexen Modellrechnungen wurden Triazole als ideale Linker zwischen einem N-Atom und zwei phenolischen Sauerstoffatomen erkannt und mehr als 40 Triazolderivate synthetisiert. In Studien bezüglich Wirksamkeit und Tolerabilität an Ratten und an Marmoset-Affen wurde DSX als erfolgversprechenster Kandidat ausgewählt (☞ Abb. 8.1).

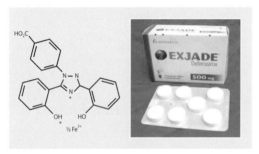

Abb. 8.1: Struktur von Deferasirox (DSX) mit seinen drei Bindungsstellen für Eisen. 2 Moleküle DSX binden ein Atom Fe(III). Der 2:1 Komplex mit Fe(III) ist nach außen hin negativ geladen.

DSX ist ein achiraler, dreizähniger Ligand für Fe^{3+}. Zwei Moleküle von Deferasirox können einen Komplex mit Eisen bilden (☞ Abb. 8.1). Neben den "harten" Sauerstoffatomen sind auch zwei "weiche" Stickstoffatome an der Fe(III)-Bindung beteiligt, was nach R.C. Hider theoretisch zu einer geringeren Metallionen-Selektivität führen könnte (2).

Im Vergleich zu DFO ist die Affinität von DSX für Eisen beurteilt am pM-Wert geringer, aber deutlich höher als von DFP (3). In Ratten und Marmoset-Affen wird ^{14}C-markiertes DSX (10 und 25 mg/kg oral) rasch und vollständig (75 %) absorbiert. Maximale Plasmaspiegel traten nach 0,5 h auf. Die Plasmahalbwertszeit beim Menschen beträgt 11-19 Stunden. Die absolute Bioverfügbar-

keit, verglichen mit einer i.v. Dosis, betrug in beiden Spezies 30-40 %, in Hunden 80-100 % (1).

Im Fall von Deferasirox ist das geladene Chelat (Fe-$[ICL670]_2^-$) deutlich hydrophiler als der Chelator (4). Dies hat aber wenig Einfluss auf die Proteinbindung. Im Blut von verschiedenen Spezies, inkl. des Menschen, sind Deferasirox und sein Eisenchelat fast ausschließlich im Plasma zu finden, fest gebunden an Plasmaproteinen wie z.B. Albumin (5). Der ungebundene Anteil im Plasma liegt jeweils unter 2 %. Bei hohen Dosen verdrängt Deferasirox Markermoleküle vom Albumin. Ein daraus theoretisch abgeleitetes Risiko einer Wechselwirkung mit anderen, ebenfalls proteingebundenen Medikamenten wird aber als gering eingestuft (5).

8.1. Präklinische Studien

Erste *in vivo*-Versuche wurden mit Gallengangskanülisierten Ratten durchgeführt und dabei nach oraler Einmalgabe die 24 h-Ausscheidung in Galle und Urin gemessen (1). Es resultierte eine relativ langandauernde Eisenausscheidung, die mit 18 % der berechneten Menge sehr effizient war. DSX gehört damit bei diesem Modell zu den effizientesten Eisenchelatoren, die jemals getestet wurden (DFO 3-4 %, DFP 2 %). Weitere Untersuchungen wurden in eisenüberladenen Ratten (TMH-Ferrozenmodell) durchgeführt. In einer Therapiestudie wurde die Wirksamkeit von DSX (75 μmol/kg/Tag = 56 mg/kg/Tag) mit DFO und DFP (jeweils 150 μmol/kg/Tag) verglichen. Die Abnahme der Leber-Eisenkonzentration war mit DSX (60 % Reduktion) doppelt so groß wie mit DFO (60 % bei zweifach höherer Dosis) und viel effizienter als mit DFP (29 % Reduktion bei doppelter Dosis). Das in diesem Tiermodel akkumulierte Eisen in Nieren wurde mit DSX sehr rasch vollständig abgebaut, sogar auf Werte unterhalb von Kontrolltieren. Es wird diskutiert, ob diese Induktion von Eisenmangel im Nierengewebe bei Ratten als Ursache für die beobachtete Nierentoxizität von DSX in Betracht kommt. In einem Tiermodell mit selektiver Radio-Eisenmarkierung von hepatozellulären (^{59}Fe-Ferritin) und mononucleär-phagozytären (MP) Eisenspeichern (^{59}Fe-markierte Hitze-geschädigte-Erythrozyten) zeigen DFO und DSX Wirksamkeit auf den Abbau von beiden Eisenspeichern, wobei der Weg der Entspeicherung unterschiedlich war (6). Nach i.v. Injektion des Chelators wurde DFO gebundenes Radioeisen aus MP-Speichern vorwiegend im Urin, hepatozelluläres Eisen vorwiegend im Stuhl gefunden. Mit DSX cheliertes Eisen erscheint dagegen immer im Stuhl, egal ob es aus MP- oder aus hepatozytären Speichern stammt.

Studien an Primaten wurden zuerst an Marmoset-Affen durchgeführt, die durch i.p. Injektion von Eisendextran eisenbeladen wurden. In einer dosisabhängigen Wirksamkeit (14-112 mg/kg) wurde Eisen nach DSX-Gabe ganz überwiegend im Stuhl ausgeschieden. (☞ Abb. 8.2) (7).

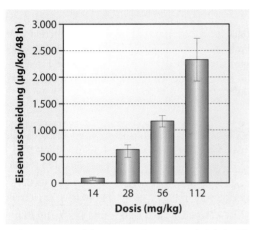

Abb. 8.2: Dosisabhängige, überwiegend fäkale Eisenausscheidung von DSX bei eisenüberladenen Marmoset-Affen (nach 7).

Eine effektive Dosis, die 500 µg Fe/kg/Tag ausscheiden lässt, was eine notwendige Zielgröße bei Thalassämie-Patienten unter chronischer Transfusionstherapie darstellt, wurde mit 22 mg/kg/Tag DSX erreicht. An dieser Dosis hat man anfangs die Dosierung bei den Zulassungsstudien am Menschen orientiert. Die *in vivo*-Effektivität von DSX, definiert als Menge an ausgeschiedenem Eisen in % der theoretischen Menge an Chelator, war 29 % bei einer Dosis von 150 µmol Eisenbindungskapazität/kg. Im Vergleich dazu zeigte sowohl DFP als auch DFO mit 2 bzw. 3 % eine deutlich niedrigere Effektivität.

8.2. Toxikologie in Tiermodellen

Ähnlich wie bei DFO ist die Häufigkeit und Schwere der Nebenwirkungen bei DSX im Tierversuch abhängig vom Grad der bestehenden Eisenüberladung. Die Erzeugung von schwerem Eisenmangel in Geweben wird als eine wichtige Ursache für toxische Reaktionen von DSX angesehen. Das gilt offenbar insbesondere für die beobachtete Nephrotoxizität von DSX in Tiermodellen (1). Toxizitätsuntersuchungen wurden in Ratten bis 26 Wochen und bei Marmoset-Affen bis 39 Wochen durchgeführt. Bei Ratten ergab sich eine Kein-Effekt-Dosis von 30 mg/kg/Tag. Männliche Ratten reagierten empfindlicher auf DSX, was parallel mit niedrigeren Gewebe-Eisenkonzentrationen lief. Die Mortalität in Ratten war an eine renale Toxizität geknüpft. Eine okulare Schädigung in Form von Kataraktbildung war dosisabhängig, wobei eine Schädigung bei der höchsten Dosis (180 mg/kg) früher auftrat. Eine ähnliche Schädigung ist von DFO bekannt.

Bei Marmosets wurden nach Abschluss der Studie histologisch keine Schädigungen festgestellt, auch keine kataraktähnlichen Veränderungen.

8.3. Klinische Studien Phase I bis III

■ Phase I

In einer placebokontrollierten Doppelblindstudie wurden 6 Einzeldosen in insgesamt 24 Patienten in 3 Gruppen von Patienten mit β-Thalassämie getestet. Jede Gruppe erhielt eine Niedrigdosierung (2,5; 5; 10 mg/kg, oder Placebo) und nach 7 Wochen eine zweite höhere Dosierung (20; 40; 80 mg/kg, oder Placebo) DSX (8). Die Plasma und Urin-Eisenkonzentration wurde vor und bis zu 96 h nach Dosierung gemessen. Drei Patienten klagten nach der 80 mg/kg-Dosis über Übelkeit. In einer weiteren placebokontrollierten Doppelblindstudie wurde in Gruppen von Patienten mit Thalassämie (Serum-Ferritin > 1.000 µg/l oder LIC > 3,5 mg Fe/g$_{dry weight}$) über 12 Tage behandelt (10; 20; 40 mg/kg, oder Placebo, jeweils n=5). Es wurde die Urin- und Stuhlausscheidung von Eisen quantitativ gemessen. Es zeigte sich eine dosisabhängige Eisenausscheidung vorwiegend im Stuhl. Vier Patienten zeigten einen generalisierten Hautausschlag (nach 40 mg/kg).

■ Phase II-Studie

In einer offenen, randomisierten Studie erhielten 71 Thalassämie-Patienten entweder 10 oder 20 mg/kg/Tag DSX oral oder DFO s.c. 40 mg/kg/Tag an 5 Tagen pro Woche (9). Nach 6 Monaten war der Effekt in Richtung Reduktion des Leber-Eisens unter 20 mg DSX ähnlich gut wie unter der DFO-Therapie. 13 von 22 Patienten (=59 %) zeigen eine Reduktion des Leber-Eisens im Vergleich zu 12/21 (57 %) Patienten unter DFO-Therapie. In allen Dosisgruppen wurden erhöhte β_2-Mikroglobulin-Werte im Urin als Zeichen einer evtl. Nierenschädigung festgestellt. Die klinische Relevanz dieser Beobachtung bleibt bisher unklar.

In einer randomisierten, kontrollierten Studie wurde DSX auch in eisenüberladenen Patienten mit Sichelzellkrankheit eingesetzt (10). 132 Patienten erhielten DSX über ein Jahr in einer individuellen Dosis von 5-30 mg/kg/Tag, je nach individuell vorliegender Leber-Eisenkonzentration (SQUID-Methode), 63 Patienten erhielten entsprechend DFO (20-60 mg/kg/Tag). Die Nebenwirkungen von DSX (Übelkeit, Erbrechen, Durchfall, abdominale Schmerzen, Hautrötung) waren gering. Drei Patienten zeigten einen Anstieg von Serum-Kreatinin auf > 33 % vom Ausgangswert. In beiden Gruppen wurde ein statistisch signifikanter Abfall der Leber-Eisenkonzentration gefunden, auch das Serum-Ferritin nahm im Mittel jeweils ab.

In einer weiteren Studie an 184 Patienten mit Transfusionssiderose wurden auch Patienten mit DBA (n = 30, Alter 16 ± 10 Jahre) und MDS (n = 47, 65 ± 13 Jahre) 12 Monate mit DSX (5-30 mg/kg/Tag, je nach basaler Leber-Eisenkonzentration) behandelt (11). Obwohl der Transfusions-Bedarf und damit die Eisenzufuhr bei den verschiedenen Patientengruppen sehr unterschiedlich war, wurde in allen Gruppen eine Abnahme des Leber-Eisens und des Serum-Ferritins erreicht. Speziell MDS-Patienten mit einer eher geringen Eisenzufuhr (< 0,3 mg/kg/ Tag) zeigten unter 10 bzw. 20 mg/kg/ Tag DSX eine deutliche Reduktion der Eisenspeicher.

■ Phase III-Studien

Eine vergleichende Multicenterstudie zur Wirksamkeit von DSX wurde in regelmäßig transfundierten Patienten mit β-Thalassämie durchgeführt (12). Eingeschlossen wurden eisenüberladene Patienten älter als 2 Jahre mit einer Leber-Eisenkonzentration ≥ 2 mg $Fe/g_{dry\ weight}$. Während einer Therapiedauer von 12 Monaten erhielten 296 Patienten DSX und 290 Patienten DFO in einer Dosierung, die individuell anhand der initialen Leber-Eisenkonzentration festgelegt wurde. Der primäre Endpunkt war das Konstanthalten bzw. die Reduktion des Leber-Eisens; sekundäre Endpunkte waren Sicherheit und Tolerabilität, der Verlauf des Serum-Ferritins und die Netto-Eisenbilanz.

Bei der Untergruppe der schwer eisenüberladenen Patienten waren beide Chelatoren gleich gut wirksam, in ca. 59 % der Fälle blieb das Leber-Eisen stabil bzw. wurde im Therapiezeitraum abgesenkt (☞ Tab. 8.1).

	DSX	DFO
Alle LIC-Werte Erfolgsrate n (%)	n=276 146 (52,9)	n=277 184 (66,4)
LIC < 7 mg $Fe/g_{dry\ weight}$ Erfolgsrate n (%)	n=85 34 (40,0)	n=87 72 (82,8)
LIC $\geq$ 7 mg $Fe/g_{dry\ weight}$ Erfolgsrate n (%)	n=191 112 (58,6)	n=190 112 (58,9)

Tab. 8.1: Verlauf der Leber-Eisenkonzentration in Gruppen von Thalassämiepatienten nach DSX- oder DFO-Therapie (nach 12).

Für die Gesamtstudie wurde das Studienziel nicht erreicht. Bei den Niedrigdosierungen 5 und 10 mg/kg/Tag zeigte sich keine Überlegenheit von DSX gegenüber DFO. Die Autoren führen dies auf die Anwendung von zu niedrigen DSX-Dosen zurück (5 und 10 mg/kg/Tag), die Dosierungen in den unteren Bereichen waren nicht äquivalent zu den Desferal-Dosen. Für die Subgruppen 20-30 mg/kg wurde das Studienziel (Nichtunterlegenheit zu Desferal) erreicht. Im Detail bewirkte DSX in einer Dosis von 20 mg/kg ein Stabilhalten, eine Dosis von 30 mg/kg führte zu einer Reduktion der Leber-Eisenkonzentration. Dosen von 5 und 10 mg/kg waren zu gering für Thalassämie-Patienten, die regelmäßige Bluttransfusionen erhielten (☞ Abb. 8.3).

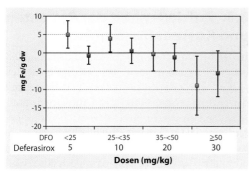

Abb. 8.3: Veränderung der Leber-Eisenkonzentration unter DFO (violettes Quadrat) bzw. DSX-Therapie (rotes Quadrat) nach 12.

In der Studie wurde die Leber-Eisenkonzentration (LIC) teilweise durch Eisenbestimmung aus Biopsieproben (n = 224 bzw. 230) beurteilt, bei manchen Patienten wurde LIC auch nichtinvasiv mit der SQUID-Technik (n = 44 bzw. 43) gemessen. Leider verwenden diese Methoden auch in dieser Studie unterschiedliche Bezugspunkte (SQUID, mg Fe/$g_{wet weight}$, Biopsie und MRI, mg Fe/$g_{dry weight}$).

Bei der Umrechnung von Feuchtgewicht (*wet weight*) in Trockengewicht (*dry weight*) wurde ein Faktor von 3,3 herangezogen und damit festgestellt, dass die SQUID-Werte im Vergleich zur Biopsie offenbar systematisch zu niedrig liegen. Andere Studien legen beim Menschen eher Umrechnungsfaktoren von 5 bis 6 nahe. Da ein solcher Umrechnungsfaktor kritisch ist, wäre im Verlauf von weiteren Studien anzuraten, in einem System zu bleiben – also entweder bei Patienten durchgehend invasive Biopsien oder eine nichtinvasive Methode (SQUID, MRI) einzusetzen, sodass dieses Problem gar nicht erst auftritt (13).

Der Verlauf der Serum-Ferritinwerte zeigt ebenfalls einen Unterschied zwischen DSX und DFO (☞ Abb. 8.4).

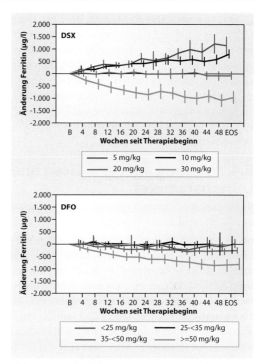

Abb. 8.4: Verlauf der Serum-Ferritinwerte bei Patienten unter DSX (**oben**) oder DFO (**unten**). Im Fall von DSX führten Dosen von 5 und 10 mg zum Anstieg, von 20 mg/kg zum Stabilhalten und von 30 mg/kg zum Abfall des Serum-Ferritins (modifiziert nach 12).

Bei der Dosis von 20 mg/kg DSX ergab sich ein stabiles Serum-Ferritin, bei der Dosis von 30 mg/kg ergab sich im Mittel ein Abfall des Serum-Ferritins im Laufe der Studie. Bei einer linearen Regression ergab sich die bekannt schwache Korrelation zwischen individuellen LIC und Serum-Ferritin (r = 0,63).

Als häufigste Nebenwirkungen wurden in dieser großen Studie ein Hautauschlag, gastrointestinale Beschwerden und milde, nichtprogressive Erhöhungen des Serum-Kreatininwertes festgestellt. Eine Agranulozytose, Arthropathie oder Wachstumsstörungen wurden nicht beobachtet. Die Autoren dieser Studie halten Deferasirox für einen viel versprechenden Eisenchelator mit Einmal-Dosis-Charakter in der Behandlung von transfusionsbedingter Eisenüberladung.

In einer offenen, Multicenter-Phase III-Studie wurde die Wirksamkeit von DSX genauer an Kindern und Jugendlichen (Alter 2-16 Jahre) mit β-Thalassämie untersucht. 154 erhielten DSX, 145

DFO (14), jeweils über 12 Monate. Bei 5 Patienten (3,2 %) wurde die Therapie wegen vermuteter adverser Reaktionen (Übelkeit, Erbrechen, Durchfall, Hautausschlag) abgebrochen. DSX führte in allen Altersgruppen (< 6, 6-11 oder 12-15 Jahren) zu einem Abfall der Leber-Eisenkonzentration. DSX zeigt eine gute Wirksamkeit und Verträglichkeit auch bei Kindern mit sehr hohem Transfusionsbedarf.

8.4. Wirkung auf Herz-Eisen und Leberparameter

Ein wichtiges, vielleicht das wichtigste Kriterium in der Diskussion um die Qualität von DSX als neuer Chelator ist z.Zt. die Frage nach der Wirkung auf das Herz-Eisen (vergl. Kapitel 7.). Auf dem 47. Meeting der *American Society of Hematology* (ASH) in Atlanta im Dezember 2005 wurden dazu erste Daten in Abstraktform vorgestellt (14). Unter Verwendung der MRT-T2*-Technik (vergl. Kapitel 4.) wurden bei 22 Patienten mit Transfusionssiderose unter DSX-Therapie (10-30 mg/kg/Tag) über ein Jahr die T2*-Zeiten vor und nach Therapie gemessen. Die mittlere T2*-Zeit nahm von 18,0 ms auf 23,1 ms (p=0.013) zu und korrelierte mit signifikanten Änderungen von Leber-Eisen und Serum-Ferritin. Da dabei die Normgrenze von 20 ms wieder erreicht und übertroffen wurde, kann von einer Riskoverbesserung für die Patienten ausgegangen werden. Zu diesem Thema sind unbedingt weitere, ausführliche Studien notwendig, um die Wirkung von DSX auf das Herz-Eisen nachzuweisen.

DSX führt nach 12-monatiger Anwendung zu einer Verbesserung der Leberfunktionsparameter und zu einer Reduktion von hepatozellulären Entzündungsparametern. Aus Leberbiopsieproben vor und nach Ende der Studie wurden entsprechende Scores erhoben (15). Die Änderungen reflektieren sehr gut den Verlauf des Leber-Eisens.

8.5. Zufriedenheit der Patienten und Kosteneffektivität

In den beiden bereits erwähnten Studien mit DSX bei β-Thalassämie- bzw. bei Sichelzellpatienten (12, 10) wurde die Zufriedenheit der Patienten mit der Therapie erfragt (16,17). Die Antworten unterscheiden sich jeweils etwas davon, ob vorher bereits eine DFO-Therapie durchgeführt wurde. In jedem Fall aber war die Antwort "sehr zufrieden oder zufrieden" für die DSX-Gruppe deutlich häufiger vertreten als bei den mit DFO behandelten Patienten (☞ Tab. 8.2). Entsprechend häufiger gaben die Patienten an, dass sie diese Therapie gerne weiterführen möchten. Es bleibt abzuwarten, ob diese höhere Zufriedenheit mit DSX sich auch in einer vergleichsweise besseren Compliance auswirken wird.

Die Kosteneffizienz für DSX gegenüber DFO wurde in Patienten mit β-Thalassämie, Sichelzellkrankheit bzw. MDS berechnet (18, 19). Dabei wurden Modellannahmen getroffen und die Kosten der Therapie dem zu erwartenden Gewinn an Lebensqualität gegenübergestellt. Danach zeigte sich in allen Patientengruppen eine Kosteneffizienz der DSX-Therapie gegenüber einer DFO-Therapie; insbesondere bei Patienten, die frühzeitig mit DSX behandelt werden (20).

8.6. Literatur

1. Nick HP, Acklin P, Lattmann R, Buchlmayer P, Hauffe S, Schupp J, Alberti D. Development of tridentate iron chelators: from desferrithiocin to ICL670. Curr Med Chem 2003;10: 1065-1076

2. Hider RC, Zhou T. The Design of Orally Active Iron Chelators. Ann NY Acad Sci 2005; 1054:141–154

3. Steinhauser S, Heinz U, Bartholoma M, Weyhermuller, Nick H, Hegetschweiler K. Complex formation of ICL670 and related ligands with Fe III and Fe II. Eur J Inorg Chem 2004; 21:4177-4192

	β-Thalassämie		Sichelzellkrankheit	
	DFO	DSX	DFO	DSX
Anzahl	296	290	63	132
Anwendungsmodus	5-7 Tage 8-12 Stunden s.c.	1x tägl. oral	5-7 Tage 8-12 Stunden s.c.	1x tägl. oral
"Sehr zufrieden/zufrieden"	38,7 %	85,1 %	24 %	84,3 %

Tab. 8.2: Zufriedenheit mit der DSX-Therapie im Vergleich zu DFO-Therapie bei Patienten mit β-Thalassämie (16) oder Sichelzellkrankheit (17).

4. Huang X-P, Spino M, Thiessen JJ. Transport Kinetics of Iron Chelators and Their Chelates in Caco-2 Cells. Pharm Res 2006; 23:280-290.

5. Weiss HM, Fresneau M, Camenisch GP, Kretz O, Gross G. In vitro blood distribution and plasma protein binding of the iron chelator deferasirox (ICL670) and its iron complex Fe-[ICL670]2, for rat, marmoset, rabbit, mouse, dog and human. Drug Metab Dispos 2006; 34: 971-975

6. Hershko C, Konijn AM, Nick HP, Breuer W, Cabantchik ZI, and Link G. ICL670A: a new synthetic oral chelator: evaluation in hypertransfused rats with selective radioiron probes of hepatocellular and reticuloendothelial iron stores and in iron-loaded rat heart cells in culture. Blood 2001; 97:1115-1122

7. Sergejew T, Forgiarini P, Schnebli HP. Chelator-induced iron excretion in iron-overloaded marmosets. Brit J Haematol 2000; 110:985-992

8. Galanello R, Piga A, Alberti D, Rouan MC, Bigler H, Sechaud R. Safety, tolerability, and pharmacokinetics of ICL670, a new orally active iron-chelating agent in patients with transfusion-dependent iron overload due to beta-thalassemia. J Clin Pharmacol 2003; 43:565–572

9. Nisbet-Brown E, Olivieri NF, Giardina PJ, Grady RW, Neufeld EJ, Sechaud R, Krebs-Brown AJ, Anderson JR, Alberti D, Sizer KC, Nathan DG.. Effectiveness and safety of ICL670 in iron-loaded patients with thalassemia: a randomised, double-blind, placebo-controlled, dose-escalation trial. Lancet 2003; 361(9369):1597-1602

10. Vichinsky E, Fischer R, Fung E, Onyekwere O, Porter J, Swerdlow P, Coates T, Lane P, Files B, Mueller BU, Bernaudin F, Forni GL, Ressayre-Djaffer C, Gathmann I, Holland J, Alberti D, Marks P. A Randomized, Controlled Phase II Trial in Sickle Cell Disease Patients with Chronic Iron Overload Demonstrates that the Once-Daily Oral Iron Chelator Deferasirox (Exjade®, ICL670) is Well Tolerated and Reduces Iron Burden. Blood 2005; 106(11):abst 313

11. Greenberg P, Dine G, Ganser A, Verhoef G, DeBusscher L, Quarta G, Zachée P, Alimena G, Jeng M, Tchernia G, Gathmann I, Alberti D, Rabault B. Deferasirox (Exjade®, ICL670) Demonstrates Dose-Related Effects on Body Iron Levels Related to Transfusional Iron Intake in Transfusion-Dependent Anemia. Blood 2005; 106 (11):abst 2694.

12. Cappellini MD, Alan Cohen A, Piga A, Bejaoui M, Perrotta S, Agaoglu L, Aydinok Y, Kattamis K, Kilinc Y, Porter J, Capra M, Galanello R, Fattoum S, Drelichman G, Magnano C, Verissimo M, Athanassiou-Metaxa M, Giardina P, Kourakli-Symeonidis A, Janka-Schaub G, Coates T, Vermylen C, Olivieri N, Thuret I, Opitz H, Ressayre-Djaffer C, Marks P, Alberti D. A Phase III study of deferasirox (ICL670), a once-daily oral iron chelator, in patients with β-thalassemia Blood 2006; 107:3455-3462

13. Fischer R, Harmatz P, Nielsen P. Liver biopsy overestimates liver iron concentration? Blood 2006, 108: 1775-1776

14. Porter JB, Tanner MA, Pennell DJ, Eleftheriou P. Improved Myocardial T2* in Transfusion Dependent Anemias Receiving ICL670 (Deferasirox). Blood (ASH Annual Meeting Abstracts), Nov 2005; 106:3600

15. Brissot P, Turlin B, Forni GL, Alimena G, Quarta G, Selleslag D, Thompson A, Locatelli F, Berretta A, de Montalembert M, Ressayre-Djaffer C, Rabault B, Ford J, Alberti D. Iron Chelation Therapy with Deferasirox (Exjade®, ICL670) or Deferoxamine Results in Reduced Hepatocellular Inflammation and Improved Liver Function in Patients with Transfusion-Dependent Anemia. Blood 2005; 106(11):abst 823.

16. Cappellini MD, Bejaoui M, Agaoglu L, Lai ME, Mangiagli A, Strauss G, Girot R, Opitz H, Abetz L, Baladi JF, Ressayre-Djaffer C, Ford J. Patient Satisfaction with Deferasirox (Exjade®, ICL670) an Oral Form of Chelation Therapy Versus Deferoxamine an Infused Chelation Therapy. Blood 2005; 106(11):abst 2704.

17. Vichinsky E, Fischer R, Pakbaz Z, Onyekwere O, Porter J, Swerdlow P, Coates T, Lane P, Files B, Mueller BU, Coïc L, Forni G, Abetz L, Baladi JF, Ressayre-Djaffer C, Gathmann I, Alberti D, Marks P. Satisfaction and Convenience of Chelation Therapy in Patients with Sickle Cell Disease (SCD): Comparison between Deferasirox (Exjade®, ICL670) and Deferoxamine (DFO). Blood 2005; 106(11):abst 2334

18. Delea TE, Thomas SK, Baladi J-F, Phatak PD. Cost-effectiveness Analysis of Oral Iron Chelation Therapy with Deferasirox (Exjade®, ICL670) Versus Infusional Chelation Therapy with Deferoxamine in Patients with Transfusion-Dependent Myelodysplastic Syndrome. Blood 2005; 106(11):abst 5585

19. Delea TE, Thomas SK, Baladi J-F, Coates TD. Once-Daily Oral Deferasirox (Exjade®, ICL670) versus Infusional Deferoxamine as Iron Chelation Therapy in Patients with Sickle-Cell Disease Receiving Frequent Transfusions: A Cost-Effectiveness Analysis. Blood 2005; 106(11):abst 5584

20. Delea TE, Sofrygin O, Thomas SK, Baladi J-F, Phatak PD, Coates TD. Cost-Effectiveness of Once-Daily Oral Chelation Therapy with Deferasirox (Exjade, ICL670) versus Infusional Deferoxamine in Transfusion-Dependent Thalassemic Patients. Blood 2005; 106(11):abst 1341

Ausblick

9. Ausblick

> *Das Leben ist kurz, die Wissenschaft lang,*
> *die Gelegenheit flüchtig, die Erfahrung trügerisch,*
> *das Urteil schwierig.*
> Hippokrates

Eisen ist ein wichtiges essenzielles Spurenelement. Sowohl Eisenmangel als auch Eisenüberladung sind weltweit häufige Erkrankungen. Durch die Fortschritte der molekularen Zellbiologie in den letzten Jahren scheint der Eisenstoffwechsel heute in groben Zügen verstanden zu sein, auch wenn noch viele Details unklar sind. Mit dem 25-AS-Peptid Hepcidin ist offenbar der lange gesuchte Regulator der Eisenabsorption gefunden. Damit ist auch absehbar, dass man zukünftig besser zwischen Eisenmangel und Eisenüberladung sowie sekundären Störfaktoren bei Entzündung/Infekt/Tumor wird diagnostisch unterscheiden können.

Zuviel Eisen ist für Zellen gefährlich, weil das Übergangsmetall Eisen in biologischen Systemen sehr reaktiv ist, im positiven wie im negativen Sinne. Die hereditäre Hämochromatose ist z.B. in der kaukasischen Bevölkerung die häufigste monogenetisch bedingte Krankheit und betrifft z.B. jeden 200. Nordeuropäer in homozygoter Form. Auch wenn die klinische Penetranz bei dieser Form der Eisenüberladung eher niedrig zu sein scheint, stellt diese Krankheit vor allem eine diagnostische Herausforderung dar, damit die Patienten, die im späteren Leben an schweren Symptomen leiden, frühzeitig erkannt und therapiert werden können. Diese Krankheit wird heute und sicher auch in Zukunft mit der erschöpfenden Aderlasstherapie behandelt. Diese Therapieform aus dem Mittelalter hat sich für diese Krankheit weltweit als einfache, effektive, sichere und auch kostengünstige Therapie erwiesen. Die Anwendung von Eisenchelatoren bei Hämochromatose ist nur im seltenen Einzelfall hilfreich; dann aber sehr wirksam, wenn ein schwerstkranker Patient die wöchentlichen Blutentnahmen anfangs nicht verkraftet. Es gibt Überlegungen, nichtabsorbierbare Eisenchelatoren zu entwickeln, die bei Hämochromatose die Nahrungs-Eisenaufnahme blockieren können. Auch wenn dies nebenwirkungsfrei gelingen sollte, kann damit die evtl. gefährliche Eisenüberladung bei Diagnosestellung nicht entfernt werden. Die Hämochromatose wird damit in der Therapie auch weiterhin sozusagen eine pharmaindustriefreie Zone bleiben.

Ganz anders ist die Situation bei "*iron-loading anemias*" bzw. chronisch transfusionspflichtigen Anämien. Mit jeder Transfusion werden 200-250 mg Eisen zugeführt und nach 10-20 Transfusionen sind auf zellulärer Ebene eisenkatalysierte toxische Reaktionen nachweisbar. Durch die Fortschritte bei der Behandlung von Erkrankungen wie β-Thalassämie oder Sichelzellkrankheit haben sich erfreulicherweise die Lebenserwartungen der Patienten wesentlich verbessert. Damit ist aber auch die Wirkdauer einer Eisenüberladung immer länger und diese stellt damit immer mehr den wichtigsten lebensbegrenzenden Faktor dar. Eine individuell angepasste Therapie mit geeigneten Eisenchelatoren ist hier lebenslang wichtig. Deferoxamin hat in den letzten Jahrzehnten das Feld beherrscht und ganz wesentlich zur Verbesserung von Lebensdauer und Lebensqualität beigetragen. Die vergleichsweise komplizierte Anwendung der subkutanen Injektion über mehrere Stunden pro Tag ist für betroffene Patienten eine echte Herausforderung und führt in manchen Fällen nur zu einer begrenzten Compliance, die letztlich für den Patienten gefährlich werden kann. Dies ist der Grund, warum der Wunsch nach oral anwendbaren Chelatoren immer dringlicher geworden ist. Seit 1999 ist mit Deferipron der erste oral zu verabreichende Chelator in Europa, nicht aber in den USA und Kanada zugelassen. Bei Deferipron gibt es Probleme mit einer begrenzten Wirksamkeit bei manchen Patienten. Relativ häufig kommt es zu einer transienten Agranulozytose, was vorsorglich ein hohes Maß an Überwachung notwendig macht. Deferipron hat es bis heute schwer, sich gegen seine strikten Kritiker unter den behandelnden Ärzten zu behaupten. Die aktuell in einigen Studien gefundene kardioprotektive Wirkung könnte diesbezüglich den Durchbruch bringen. Hier sind aber eindeutig noch kontrollierte, prospektive Studien notwendig, die diesen wichtigen Effekt bei β-Thalassämie und bei anderen Krankheiten eindeutig dokumentieren können.

Das neue ebenfalls oral zu verwendende Deferasirox wurde mit großem finanziellen Aufwand entwickelt und 2005 in der Schweiz und USA zugelassen. Die Zulassung für Europa erfolgt voraussichtlich im September/Oktober 2006. Hier bleibt abzuwarten und zu hoffen, dass dieser zweite orale Eisenchelator sich in der Daueranwendung an Patienten bewährt und dass keine unerwarteten schweren Nebenwirkungen auftreten.

Allen Chelatoren gemeinsam ist die relativ geringe therapeutische Breite. Eine hoffnungsvolle Entwicklung stellt deshalb zukünftig die gleichzeitige Gabe von zwei unterschiedlichen Wirkstoffen dar, die einen synergistischen Effekt haben könnten. Ein solches Beispiel kennen wir wahrscheinlich heute schon mit der gleichzeitigen Anwendung von DFP und DFO. DFP übernimmt dabei den Teil, in eisenbeladenen Zellen zu permeieren, Eisen dort zu binden und aus Zellen herauszutransportieren, um es im Extrazellulärraum an DFO zu übergeben. Die Entwicklung von weiteren Eisenchelatoren ist aus Sicht der Patienten mit diesbezüglichen Erkrankungen und ihrer behandelnden Ärzte gleichermaßen wünschenswert, weil neue Chelatoren mit neuen Eigenschaften evtl. weitere Vorteile für bestimmte Formen von Eisenüberladungserkrankungen bringen können. Die jetzigen Erfahrungen mit der Behandlung der sekundären Eisenüberladungen zeigen, dass eigentlich jede Krankheit ihre eigene Behandlungsstrategie erfordert, wenn man bei einer sehr langen Therapie das optimale Therapieergebnis erreichen will. Dies stellt auch Ansprüche an die Qualität der behandelnden Ärzte und der behandelnden Zentren. Nur mit ausreichenden Patientenzahlen entstehen und behaupten sich Zentren, die ausreichende Erfahrungen und diagnostische Möglichkeiten entwickeln können. Dabei ist auch unser aller Gesundheitssystem gefordert, dass sich Patienten mit solch (teilweise) seltenen schweren Erkrankungen positiv annehmen muss und hier nicht nur nach rein wirtschaftlichen Kriterien vorgehen sollte.

Abkürzungen und Begriffe

10. Abkürzungen und Begriffe

BLS	Biomagnetic Liver Susceptometry (nichtinvasive Lebereisenmessung)	IRE	"iron responsive elemet", Struktur auf der mRNA von einigen eisenabhängigen Proteinen wie Transferrin-Rezeptor1 und Ferritin, an die IRPs binden und damit die Translation regulieren
Caeruloplasmin (Cp)	kupferbindende Ferroxidase im Plasma, oxidiert Fe(II) zu Fe(III)		
Dcytb	"duodenal cytochrome b", Ferrireduktase in der Bürstensaummembran von Enterozyten reduziert Fe(III) aus der Nahrung	IREG1	"iron-regulated transporter1" (syn. Ferroportin, MTP1), Eisenexporter, z.B. aus Enterozyten (Basolateralmembran)
DMT1	"divalent metallion transporter 1" (syn NRAMP2, DCT1), wichtig für nicht-Häm-Eisenabsorption im Duodenum	IRP1, IRP2	Proteine, die an IREs auf mRNA binden und damit die Tranlation der betreffenden Proteine regulieren
Desferal™	Handelsname für Deferoxamin, ein parenteraler Eisenchelator (Fa. Novartis, Schweiz)	Ferroportin1	(syn. IREG1, MTP1), Eisenexporter, z.B. aus Enterozyten (Basolateralmembran)
DFO	Deferoxamin, nur parenteral zu verwenden Eisenchelator	LIC	Lebereisenkonzentration
DFP	(syn. L1, CP20) Deferipron, oraler Eisenchelator (Ferriprox™)	NTBI	nicht-transferrin gebundenes Eisen im Plasma
DSX	Deferasirox, oraler Chelator (Exjade™)	sTfR	Löslicher Transferrin-Rezeptor
		SF	Serum-Ferritin
Exjade™	Handelsname für Deferasirox, ein neuer oraler Eisenchelator (Firma Novartis, Schweiz)	SQUID	Superconducting Quantum Interference Device (spezielles magnetisches Messverfahren, hier zur Bestimmung des Lebereisens)
Ferriprox™	Handelsname für Deferiprox, ein oraler Eisenchelator (Firma Apotex, Kanada)	Trf	Transferrin, Eisenbindungsprotein im Plasma
HCP	Intestinaler Hämoglobin Carrier Protein 1	TfR1	Transferrin-Rezeptor 1
HAMP	Gen für Hepcidin	TfR2	Transferrin-Rezeptor 2 (Funktion noch unbekannt)
Hämojuvelin (HJV)	Gen auf Chromosom 1, Funktion unbekannt, Ausfall des Genproduktes führt zur juvenilen Hämochromatose Typ2A	T2*-Methode	MRI-Technik zur Herzeisenmessung, kurze T2*-Zeiten zeigen ein hohes Risiko für Thalassämie-Patienten an
Hephaestin (Hp)	Ferroxidase, die Eisen aus Enterozyten oxidiert		
Hepcidin	Peptid aus der Leber, hemmt die intestinale Eisenabsorption		
HFE	Gen auf Chromosom 6, Mutation C282Y im HFE-Protein Ursache für die hereditäre Hämochromatose Typ1		

Tab. 10.1: Im Buch verwendete Abkürzungen und Begriffserklärungen.

Index

Index

Klinische Lehrbuchreihe

... Kompetenz und Didaktik!

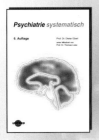
Psychiatrie systematisch

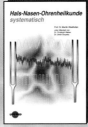
Hals-Nasen-Ohrenheilkunde systematisch

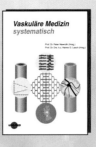
Vaskuläre Medizin systematisch

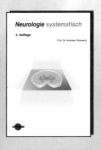
Neurologie systematisch

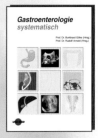
Gastroenterologie systematisch

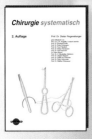
Chirurgie systematisch

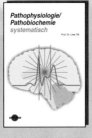
Pathophysiologie/Pathobiochemie systematisch

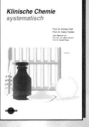
Klinische Chemie systematisch

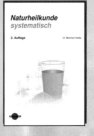
Naturheilkunde systematisch

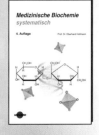
Medizinische Biochemie systematisch

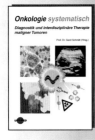
Onkologie systematisch

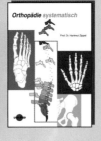
Orthopädie systematisch

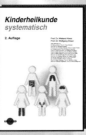
Kinderheilkunde systematisch

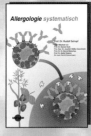
Allergologie systematisch

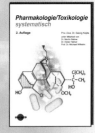
Pharmakologie/Toxikologie systematisch

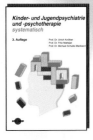
Kinder- und Jugendpsychiatrie und -psychotherapie systematisch

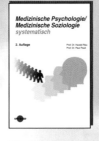
Medizinische Psychologie/Medizinische Soziologie systematisch

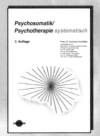
Psychosomatik/Psychotherapie systematisch

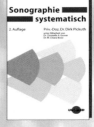
Sonographie systematisch

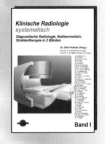
Klinische Radiologie systematisch

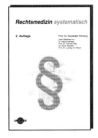
Rechtsmedizin systematisch

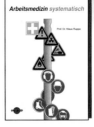
Arbeitsmedizin systematisch

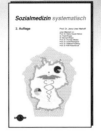
Sozialmedizin systematisch

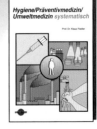
Hygiene/Präventivmedizin/Umweltmedizin systematisch

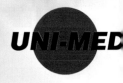
UNI-MED

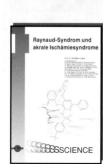
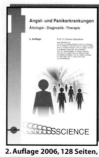
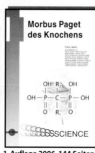
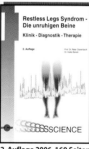
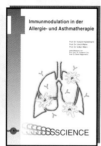
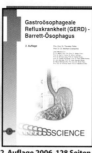
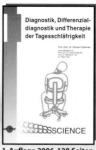
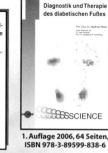
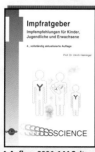
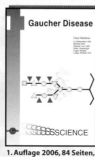
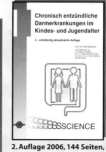
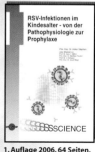
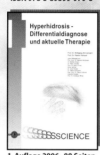
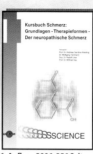
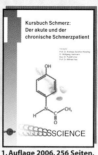
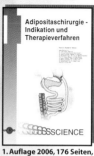

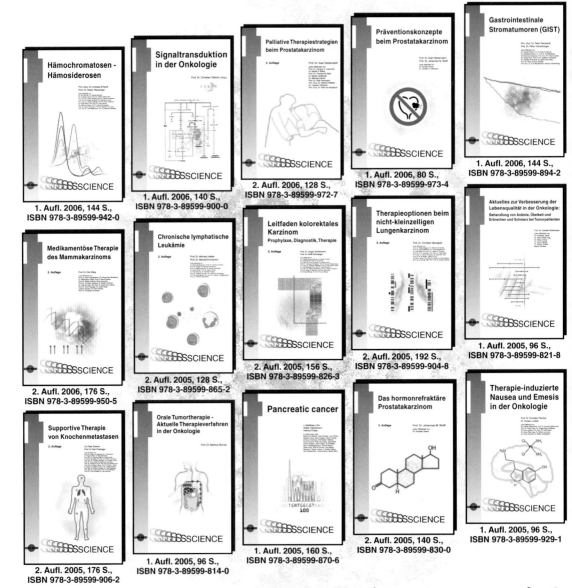